CE LAIT
QUI MENACE
LES FEMMES

DOCTEUR RAPHAËL NOGIER

CE LAIT QUI MENACE LES FEMMES

ÉDITIONS DU
ROCHER
Jean-Paul Bertrand

Les schémas ont été réalisés amicalement
par Cécile Bergeron

ISBN 2 268 01833 4

Ce livre est dédié à :

Lorène, Camille et François Nogier

à qui je présente toutes mes excuses pour n'avoir pas été suffisamment présent dans leur vie durant ces derniers mois.

SOMMAIRE

DEUXIÈME PARTIE : DES LAITAGES AU CANCER DU SEIN

TROISIÈME PARTIE : COMMENT PRÉVENIR

INTRODUCTION

Tout progrès entraîne sa cohorte d'effets pervers. Le progrès social n'échappe pas à la règle. A force de lois sociales, de solidarité, les Etats sont venus se substituer aux individus et les prennent en charge de la naissance jusqu'à la mort. Cette évolution de la société s'est accompagnée d'un changement de mentalité, le citoyen devenant un grand enfant et l'Etat une mère. Cette nouvelle génération avait besoin d'un aliment nouveau à sa mesure : le lait. C'est la génération Yop.

Après la dernière guerre, l'alimentation en France a été bouleversée. Jusqu'en 1950, elle était de type traditionnel. La dé-ruralisation, l'urbanisation, l'influence anglo-saxonne, la télévision ont totalement balayé les habitudes culturelles, et nous avons vu apparaître un nouveau mode alimentaire.

Dès l'âge de 3 mois ou même avant, l'enfant est gavé de produits laitiers.

Biberon de lait le matin, yaourt à 10 heures, petit-suisse à midi, petit-suisse à 16 heures, fromage, flan, semoule au lait le soir.

Oui, c'est la génération Yop.

Ce type d'alimentation, une fois acquis, se poursuit durant l'adolescence et l'âge adulte, tant le mot « lait » véhicule des idées vertueuses :

« Le lait, c'est bon pour la santé... Le beurre a des vitamines... Le lait, c'est du calcium... c'est un aliment équilibré. »

Autant d'idées justes lorsqu'on n'abuse pas de cet aliment, fausses lorsqu'on consomme ce produit en excès.

En y réfléchissant un peu, l'homme est en effet le seul animal à consommer du lait à l'âge adulte. Le mammifère, une fois sevré, change d'alimentation, devient herbivore, carnivore, parfois omnivore, mais cesse de consommer tout laitage dès qu'il s'éloigne de sa mère.

Cette attitude irrationnelle à propos des vertus du lait a été adoptée non seulement par la communauté scientifique occidentale mais aussi par les pouvoirs politiques. On a vu des Mendès France imposer le verre de lait quotidien dans les écoles primaires en 1954. Cela partait sans doute d'une bonne intention ! Il fallait à l'époque lutter contre la malnutrition.

Cette politique française a même été exportée dans les pays en voie de développement, à qui ont été envoyés des milliers de tonnes de lait en poudre. Dans de nombreux pays, on a constaté que ces programmes humanitaires avaient pour effet de décourager l'allaitement maternel et que, de ce fait, loin de diminuer la mortalité infantile, ils contribuaient à l'augmenter.

Il est temps de tirer la sonnette d'alarme. Malgré toutes nos idées reçues, le lait n'a pas que des vertus. Il peut devenir un aliment dangereux et déclencher à long terme des maladies diverses du système nerveux, de la peau mais aussi du sein. C'est ce que nous allons voir dans les pages qui suivent.

PREMIÈRE PARTIE

LES MALADIES DU XXe SIÈCLE

1

POUR UNE VISION DU MONDE ACTUEL

1. ÉVOLUTION DE LA SOCIÉTÉ ET APPARITION DE NOUVELLES MALADIES

C'est surtout après la Deuxième Guerre mondiale que la société occidentale a subi une véritable mutation. Les récentes découvertes scientifiques et technologiques ont bouleversé le mode de vie des populations, engendrant par là même un nombre impressionnant de nouvelles maladies et favorisant l'essor de maux déjà existants.

Prenons quelques éléments-clés du progrès de la société moderne :

– la technologie avec le développement de l'automobile, la généralisation du câblage électrique, l'apparition de la T.S.F., de la télévision, le développement du téléphone, de l'aviation, de l'ordinateur, de la robotique, de la télécopie ;

– le nucléaire avec l'avènement des centrales atomiques ;

– la médecine avec de nouveaux médicaments, antibiotiques, cortisone, pilule anticonceptionnelle et vaccins ;

– enfin, l'industrie en général et agro-alimentaire en particulier.

La plupart de ces découvertes ont donné naissance à de nouvelles maladies, et la multiplication des réseaux de communication ont favorisé leur propagation.

Lorsque j'ai commencé mes études de médecine, il y a un peu plus de 20 ans, la pathologie médicale et chirurgicale différait beaucoup de celle d'aujourd'hui.

Les cours de médecine étaient surtout centrés sur des maladies qu'on ne rencontre heureusement plus aujourd'hui : la syphilis, héritage des marins de Christophe Colomb, dont le nom faisait trembler les poètes comme Victor Hugo, et mourir des héroïnes comme Fantine ; l'ostéomalacie, maladie due à une carence en calcium et observée chez les enfants des pauvres au XIXe siècle.

Il y a seulement 20 ans, le lourd passif médical du XIXe siècle était enterré, et les professeurs de médecine en étaient les fossoyeurs.

Ces grands patrons, pour certains exceptionnels, croyaient que, dans la deuxième partie du XXe siècle, tout deviendrait possible. J'entends encore un professeur de sémiologie : « Messieurs, grâce à la synthèse de la vitamine D, il n'y aura plus de rachitisme ! »

Chacun imaginait que la technique médicale, soutenue par une économie florissante, éradiquerait avant la fin du siècle les grands fléaux, et notamment le cancer, qui succédait à la tuberculose.

Il est vrai que tous les espoirs étaient permis. L'arrivée des antibiotiques et de la cortisone avait totalement modifié la thérapeutique. La tuberculose, la syphilis, et bon nombre de maladies infectieuses devenaient des maux du passé. Les nouvelles molécules chimiques utilisées en anesthésie permettaient d'envisager l'art opératoire sous un jour triomphal. Dans bien des domaines, la médecine et la chirurgie avaient avancé à pas de géant.

Qui aurait cru pourtant que, malgré ces progrès, d'autres maladies apparaîtraient, tout aussi pernicieuses que celles de nos pères ? Qui aurait cru que notre société moderne enfanterait des pathologies dont on ne sait aujourd'hui comment se débarrasser ? Notre fin de siècle est en effet caractérisée par une recrudescence de maladies qu'on pourrait schématiquement classer en quatre catégories.

1) LES MALADIES VIRALES

Les plus virulentes aujourd'hui sont les hépatites B et C et le sida. Leur transmission est surtout sexuelle (sauf pour la C).

Le grand public confond souvent les maladies virales et bactériennes. Les virus et les bactéries sont des microbes visibles au microscope seulement ; les bactéries, dix mille fois plus grosses que les virus, peuvent être détruites par les antibiotiques. Les virus, eux, sont très difficiles à atteindre, très difficiles à tuer, et les antibiotiques n'exercent aucune action sur eux.

Depuis l'avènement de la médecine moderne, aucun traitement efficace n'a été découvert contre les virus. La seule manière connue de les combattre est le vaccin, techniquement très délicat à mettre au point. Ce n'est qu'au bout de dizaines d'années de recherches que le vaccin contre l'hépatite B a été trouvé, et encore grâce à un homme de génie : le professeur Maupas de la faculté de Tours.

Dans les pays occidentaux, les maladies virales ont remplacé les maladies bactériennes, et nous nous trouvons aujourd'hui, face aux virus, dans la même situation que les médecins du XVIIIe siècle devant les bactéries.

2) LES MALADIES NEUROLOGIQUES

Ah ! le stress !

Quand Hans Selye a inventé ce mot, il ne pensait sûrement pas qu'il ferait partie du langage courant universel et deviendrait l'un des plus employés dans les conversations de tous les jours.

Le XXe siècle sera celui des dépressifs, des anxieux, et des névrotiques. Si la courbe de progression des maladies dues au système nerveux ne s'infléchit pas, nous aurons tôt ou tard une société d'invalides mentaux. En France, la consommation de tranquillisants, de neuroleptiques et d'antidépresseurs a augmenté de 44 % en quatre ans.

Qui, dans sa famille, n'a pas un oncle, une tante, un frère, une sœur souffrant de cette terrible maladie, la déprime ? Véritable plaie sociale, source d'absentéisme au travail, de suicides chez les personnes âgées comme chez les jeunes, elle n'épargne aucune classe sociale.

Qui aurait pensé en 1969, quand le premier homme s'est posé sur la lune, que la technique médicale tant vantée, tant prisée, subirait de tels revers, de tels échecs en matière de maladies nerveuses ?

Les maladies neurologiques ne se résument pas seulement à l'angoisse ou à la dépression nerveuse. Elles peuvent aussi donner lieu par exemple à cette maladie de plus en plus connue et en pleine extension : la sclérose en plaques, dont l'origine est ignorée.

D'une manière générale, la neurologie n'a pas accompli de grands progrès thérapeutiques depuis plusieurs années, si l'on s'en tient au nombre croissant des plaintes émanant des malades. Mis à part les cas très lourds de psychiatrie, améliorés par la camisole chimique, les thérapeutiques neurologiques restent très pauvres.

3) LES MALADIES CHRONIQUES DE SYSTÈME

On appelle maladies de système des pathologies qui ne touchent pas un seul organe, mais des tissus d'organes différents, telles les polyarthrites et les spondylarthrites, maladies qui déforment les articulations.

Bien que ces maladies de système comportent certainement une implication de l'hérédité, il n'en reste pas moins vrai que les facteurs environnementaux tiennent eux aussi une place prépondérante.

La spondylarthrite ankylosante en constitue un bon exemple. Elle se rencontre principalement dans les pays surdéveloppés, où la nourriture est trop riche, et se traduit par une ankylose progressive, mais définitive, de la colonne vertébrale. La recrudescence de cette maladie est impressionnante et, dans ma pratique quotidienne, j'y suis de plus en plus confronté.

4) LES CANCERS

Replongeons quelques instants dans le passé et souvenons-nous de ces superbes émissions télévisées sur la recherche contre le cancer, qui fascinaient Français et Occidentaux.

Les grands patrons de la médecine défilaient sur le petit écran, demandant l'aumône pour la recherche. Des sommes énormes ont été englouties pour lutter contre cette maladie.

Tout a été dit. Tout d'abord, sur le dépistage du cancer : grâce à la radiographie, à l'échographie, au scanner, à la résonance magnétique nucléaire, aux prises de sang, à la médecine du travail, et à la médecine scolaire, les cancers sont dépistés de plus en plus tôt.

Puis sur les traitements : grâce à la chimiothérapie, à la radiothérapie, au radium, à l'iridium, à la chirurgie carcinologique, on arrive à sauver de plus en plus de cancéreux.

Une seule chose nous a été soigneusement cachée, hélas la plus importante : dans nos pays occidentaux, la mortalité par cancer ne cesse de progresser de manière alarmante. Certains comme celui de l'estomac ont pratiquement disparu, mais ceux du poumon et du sein ont littéralement explosé, et les décès dus à ces pathologies augmentent régulièrement chaque année. Les chiffres le prouvent : en 1970, 1 homme sur 4 mourait d'un cancer, en 1990, 1 homme sur 3. Si rien n'est entrepris, en l'an 2000, 1 homme sur 2 sera concerné (*Panorama du médecin* – 17 novembre 1993).

C'est l'arbre qui cache la forêt. On soigne de mieux en mieux le cancer, mais il se développe à un rythme plus rapide que la technique médicale, si bien qu'on déplore de plus en plus de décès en Amérique, en France, en Allemagne, en Angleterre et en Suisse. Qui l'aurait cru, il y a 25 ans, quand la cancérologie débutait vraiment en tant que spécialité ?

Pourtant les médecins tâchent chaque jour de soigner le mieux possible, en mettant au point des techniques de plus en plus performantes.

En fait, ce constat malheureux est dû au mode de vie que nous connaissons en Occident. Outre l'analyse et le traitement de la maladie, le médecin doit donc s'atteler à un travail plus synthétique et à un examen plus global.

2. LE DÉPISTAGE DES MALADIES

Devant l'explosion des maladies et l'augmentation des nuisances dues à la société, le praticien va tâcher de rapprocher certains faits afin de déduire qu'une pathologie précise peut être provoquée par une nuisance spécifique.

Ce genre d'étude, extrêmement complexe, fait appel à beaucoup de disciplines, médicales et non médicales. Il s'agit là d'un véritable casse-tête chinois qui relève parfois de l'exercice d'équilibriste et se trouve compliqué par le fait que certaines nuisances ne provoquent des maladies que plusieurs années après.

Face à l'accroissement des maladies, la recherche scientifique doit donc accomplir des prouesses et trouver par recoupement la, ou les causes. Établir ces correspondances nécessite parfois la collaboration de services internationaux. C'est à ce moment précis de la recherche que l'épidémiologie entre en jeu.

1) L'ÉPIDÉMIOLOGIE

« Cette branche de la science médicale s'occupe de l'étude des facteurs, individuels et autres, qui influent de quelque manière sur la santé humaine. » (Définition de l'Organisation mondiale de la santé.)

Existant depuis environ une centaine d'années, elle s'occupait au départ de l'étude des épidémies. Peu à peu, elle s'est intéressée à l'apparition, la diffusion, la répartition des maladies dans le temps et dans l'espace. Aujourd'hui, l'épidémiologiste cherche surtout à savoir comment « vit » une maladie. Pour parvenir à ce résultat, il a besoin de chiffres et de statistiques.

Chaque pays tient une comptabilité plus ou moins exacte du nombre des décès et de leur cause, du nombre des maladies et de leur nature. Ainsi, on connaît en France le nombre d'infarctus, de suicides, de sida par an, et surtout leur répartition par région, par âge et par sexe.

Toutes les données statistiques sont transmises par les différents ministères de la Santé à l'Organisation mondiale de la santé, qui compte environ 160 pays membres. Ses services, basés principalement à Genève, constatent l'incidence de chaque maladie dans tel ou tel pays. En effet, celle-ci diffère au Maroc, au Canada ou au Mexique.

Cette comptabilité, très instructive, permet aux chercheurs d'orienter des investigations en fonction des statistiques, et par là même d'émettre des hypothèses sur l'origine des maladies. Le travail des épidémiologistes consistera à expliquer ces différences en fonction du mode de vie, du climat des pays concernés, etc.

L'épidémiologie est une branche de la médecine de plus en plus élaborée, qui permettra sans doute d'élucider un certain nombre de problèmes posés par les maladies de civilisation.

2) LES LIMITES DE L'ÉPIDÉMIOLOGIE

Bien que certaines maladies soient très développées dans tels pays et pas du tout dans tels autres, l'épidémiologiste ne trouve pas toujours l'origine de ce phénomène. En effet, le nombre de facteurs mis en cause est parfois si élevé qu'il rend impossible une étude scientifique de ceux-ci ; en outre, l'épidémiologiste ne possède parfois pas toutes les données du problème.

Dans ces conditions, il s'avère alors nécessaire de l'aborder sous un autre angle. C'est ici qu'intervient le rôle du chercheur, du découvreur avec son travail solitaire, ses hypothèses, ses doutes, ses succès, ses échecs. Une découverte est le fruit de l'observation, du hasard et surtout de l'audace. L'audace sert à reculer les barrières intellectuelles que l'éducation a placées. Et si les edelweiss fleurissent hors des sentiers de grande randonnée, les plus belles découvertes se font souvent en dehors des boulevards de la pensée classique.

3) LA PART DU MÉDECIN

Ce livre est consacré aux cancers du sein. Je ne suis ni épidémiologiste, ni cancérologue. Médecin sans autre diplôme que mon doctorat, j'exerce à Lyon. J'ai 40 ans. Mon parcours n'est cependant pas celui d'un médecin ordinaire.

J'ai suivi une formation littéraire classique (français, latin, grec) puis suis entré en médecine. Grâce ou à cause de ma famille, baigné dans une ambiance médicale, je me suis dirigé vers la faculté de médecine comme un épagneul breton se dirige vers le gibier. Naturellement.

La première année m'a paru difficile, tant j'ai eu de peine à admettre la rigueur de la nature. Je me souviens de mon premier cours d'anatomie, sur le biceps. Dans un immense chahut, le professeur expliquait que le biceps s'insérait sur l'acromion, à un endroit bien précis. Je tombais des nues. Mon esprit artiste n'avait jamais envisagé qu'il y ait des muscles identiques chez chacun et qu'ils s'insèrent tous de la même manière. J'appris ensuite la rigueur de la chimie, de la physique et regardai, médusé, mes camarades recopier avec zèle des formules que sans doute ils ne comprenaient pas.

Passèrent plusieurs années de viol intérieur.

On m'enseignait la médecine, sans réflexion, sans ferveur. Les plus belles découvertes étaient débitées sur un ton monocorde.

Ce n'est qu'à la fin de mes études que j'ai pu prendre un peu de recul, et laisser libre cours à mon esprit critique.

A partir de 30 ans, j'ai parcouru le monde entier et donné des conférences sur des méthodes de soins comme l'acupuncture ou le laser, domaine que j'avais plus particulièrement étudié.

Ces nombreux voyages au Japon, en Chine, en Corée, en Amérique du Nord, du Sud, en Nouvelle-Zélande, en Inde, dans tous les pays d'Europe et en Afrique, m'amenèrent à côtoyer d'autres médecines, d'autres médecins, d'autres malades. Confronté à d'autres cultures, je compris que notre médecine occidentale vivait repliée sur elle-même. Ses méthodes de soins ne s'adressent à l'heure actuelle qu'au quart de l'humanité. Des milliards d'individus ne connaissent ni l'hôpital ni les médicaments et se font soigner par des techniques ancestrales. Notre système n'était sans doute pas le meilleur dans tous les domaines, en dépit de ce qu'on pourrait croire.

A Lyon, j'ai recréé ce climat d'ouverture et d'échange dans mon cabinet : chaque malade y reste environ trois quarts d'heure, ce qui me permet d'approfondir son histoire. Assistent très souvent à ma consultation de nombreux médecins étrangers, une trentaine par an. Je peux ainsi discuter à loisir de chaque cas et apprendre en permanence. Par ailleurs, j'ai l'immense chance de collaborer avec l'O.M.S. où je suis consultant en médecines traditionnelles.

Pourquoi toutes ces précisions sur mon parcours ?

Tout simplement parce que sans cette démarche intellectuelle atypique, sans ces échanges enrichissants avec d'autres pays et d'autres malades, je n'aurais jamais eu l'intuition qui me pousse aujourd'hui à écrire ce livre.

Tout un faisceau d'arguments tirés de ma pratique médicale, de mes voyages et de mes relations me laissent penser que le cancer du sein est en grande partie due à une hyperconsommation de laitages, lait, fromage, yaourts, crème, etc. Eh oui ! les laitages pourraient être une des causes du développement du cancer du sein.

Au fil des jours et des consultations, cette intuition s'est confirmée, étoffée, jusqu'à devenir une intime conviction.

Lorsque cette constatation lourde de conséquences m'est apparue, j'ai cherché longuement dans la littérature médicale les articles et livres consacrés à ce cancer.

Personne n'a, à ma connaissance, jamais parlé de la relation laitages-cancer du sein. Je me suis dans un premier temps étonné qu'aucun épidémiologiste n'ait observé ce phénomène qui crève pourtant les yeux, puis je me suis ravisé. En effet, qui pourrait penser que cet aliment doté de toutes les vertus thérapeutiques soit cancérigène ? C'est un peu comme si l'on suspectait le dalaï-lama d'être à la tête d'une organisation terroriste !

Cette découverte, dont je sais d'ores et déjà qu'elle choquera et fera couler beaucoup d'encre, m'amène à insister une fois encore sur le rôle essentiel du praticien dans les progrès de la recherche médicale.

Le médecin a en effet la chance insigne de pouvoir discuter avec son patient, qui, souvent, possède la réponse à sa maladie.

Un interrogatoire fin, minutieux et orienté peut permettre au médecin de suivre une voie riche de découvertes. Il paraît peut-être fastidieux, mais constituera toujours la source de la connaissance médicale.

C'est cette somme d'informations emmagasinées dans l'esprit du médecin qui, après plusieurs mois ou plusieurs années, conduira à la révélation, à l'intuition. Car l'intuition n'est que l'apparition consciente d'une conclusion à un raisonnement inconscient reposant sur une somme d'informations qu'on croyait avoir oubliées.

Les homéopathes trop souvent décriés, méprisés dans les milieux bon chic-bon genre de la médecine huppée ont ce souci de l'interrogatoire fouillé. Tous les médecins devraient prendre modèle sur eux.

Enfin, le médecin praticien possède un avantage sur le chercheur coincé entre un radiateur et un bureau : il peut examiner son malade, le regarder, le toucher, le sentir, l'ausculter, bref, il bénéficie d'un contact physique irremplaçable.

C'est en partie à la médecine française du XVIIIe et du XIXe siècle que l'on doit les grandes découvertes médicales. Ces deux siècles ont enfanté de grands cliniciens qui, à l'image de Bretonneau, passaient des heures à regarder, à ausculter un malade. De leurs observations sont nées des découvertes fondamentales en pathologie.

Malheureusement, de nos jours, on aurait tendance à penser que l'examen du malade a moins d'intérêt, tant les renseignements qu'on peut obtenir par les explorations complémentaires sont riches et variés. La biologie, l'endoscopie, la radiographie, le scanner donnent aux médecins des possibilités nouvelles et ont fait oublier les anciennes méthodes d'investigation.

Cependant, encore aujourd'hui, l'examen physique du patient est irremplaçable et peut être à la source de nouvelles idées scientifiques.

L'abandon de cette médecine clinique a été sans doute l'une des causes de la stagnation des progrès en cancérologie. Pour établir la relation laitage-cancer du sein, il faut en effet une somme d'arguments que l'on tire certes des études épidémiologiques mais surtout de l'interrogatoire et de l'examen précis de malades de différents pays.

2
UN CAS PARTICULIER . LE CANCER DU SEIN

1. APPARITION ET DÉVELOPPEMENT

1) APPARITION

Le cancer du sein est une maladie presque exclusivement féminine. Il peut se rencontrer chez l'homme, mais très rarement et surtout à un âge avancé. J'ai cependant observé un cas de cancer du sein chez un homme de 41 ans. Rarissime !

C'est un cancer qui demande des années pour mûrir et se déclarer. On estime qu'il faut plus de 8 ans entre la naissance de la première cellule cancéreuse et l'apparition radiologique de la tumeur du sein. 8 ans, c'est long !

Le cancer du sein est un carcinome dans 98 % des cas.

Son risque de développement est deux fois supérieur chez des femmes qui ont des seins fibrokystiques. Ces fibrokystes peuvent ou non se manifester par des douleurs.

2) DÉVELOPPEMENT

Le cancer du sein, contrairement à d'autres, évolue vite une fois qu'il est palpable, en général sur les ganglions du creux axillaire (aisselle), et surtout il a une tendance très nette à créer des métastases. Il ne provoque aucune douleur.

Ces métastases sont des colonies migrantes de cellules cancéreuses et peuvent se développer sur les os, le foie, la plèvre, les poumons, le cerveau.

2. UNE ÉPIDÉMIE DISPARATE SELON LES PAYS ET LES FAMILLES

Pas un jour sans que la presse médicale généraliste ou spécialiste publie un ou deux articles sur le cancer du sein. Pas un jour sans qu'un cancérologue rappelle l'impuissance de la communauté scientifique.

Le cancer du sein sévit différemment selon les pays. Il existe des disparités déconcertantes entre sa fréquence en Afrique, en Asie, ou aux Etats-Unis. Le cancer du sein est une maladie des pays riches occidentaux, frappant surtout les femmes après la ménopause, et de plus en plus les femmes jeunes. Il y a 20 ans, il était rare de diagnostiquer un cancer du sein chez une femme de 40 ans. Aujourd'hui, hélas, les médecins occidentaux sont confrontés à des cas chez des femmes de 35 ans, de 30 ans, parfois même de 22 ou 23 ans.

Ce phénomène de rajeunissement de la population à risque se retrouve aux Etats-Unis et en Europe. Dans tous les pays riches.

1) EN FRANCE

Le cancer du sein, avec 33 000 nouveaux cas par an, se situe au premier rang des cancers chez la femme. L'institut Bagatelle prévoit 52 000 nouveaux cas en 2001, 106 000 en 2016.

En France, 10 000 femmes meurent chaque année à cause d'un cancer du sein. Autant que les morts par accidents de la route.

Ce chiffre brut est à comparer :

– au cancer du poumon qui tue 21 000 personnes/an,

– au cancer de l'intestin qui tue 15 500 personnes/an.

En 1993, on estime qu'une femme sur 12 environ a eu, a ou aura un cancer du sein en France, ce qui est considérable.

Mais c'est surtout l'évolution de la mortalité qui émeut les communautés scientifique et politique. En 1950, on comptait en France 20 morts pour 100 000 habitants, soit environ 4 400 morts au total. En 1985, on dénombrait 33 morts pour 100 000 habitants, soit environ 9 300 morts et une progression de plus de 60 % en

35 ans. L'augmentation annuelle moyenne dans la population de 35 à 65 ans est de 1,3 %. On s'attend à 17 000 décès par cancer du sein en 2016, et ce malgré toutes les politiques de dépistage et de traitement précoce qu'on aurait le temps de mettre en route.

2) À L'ÉTRANGER

Les disparités sont importantes. L'incidence au Mali, à Bamako, est d'environ 10,2. A Hawaï, l'incidence est de 100,2, soit environ 10 fois plus de cancers du sein à Hawaï qu'à Bamako.

Le tableau suivant permet de mieux visualiser ces disparités.

	Incidence cumulative
Gambie	3,4
Mali	10,2
Brésil Goiânia	40,5
Brésil Porto Alegre	78,5
Martinique française	28,2
Canada	71
Etats-Unis	89 chez les femmes blanches
	65 chez les femmes noires
Chine Shanghai	21,2
Hong-kong	32,3
Inde Bombay	24,6
Japon	25
Philippines	49,7

Thaïlande	13,7
France	60
Italie Turin	61,1
Pologne Cracovie	40
Campagne	22,9
Portugal	35,9
Suède	62,5
Suisse	65
Angleterre	60
Australie	60
Nouvelle-Zélande	64

L'incidence tronquée fournit le nombre de cancers du sein pour 100 000 femmes de 35 à 74 ans.

L'incidence cumulative donne le nombre de cancers du sein pour 100 000 femmes de tout âge, par an.

Ex. : en Chine : 21,2 cancers du sein pour 100 000 femmes par an, en Nouvelle-Zélande : 64 cancers du sein pour 100 000 femmes par an.

Excepté dans quelques cas précis, nous n'utiliserons dans cet ouvrage que les statistiques d'incidence cumulative.

Cette variation d'un pays à l'autre a laissé supposer qu'il existait des facteurs prédisposants pour l'apparition du cancer du sein. On a incriminé le stress, l'alimentation, les radiations environnantes. Qu'en est-il vraiment ?

Il est important de noter que plus un pays est développé sur le plan alimentaire et industriel, plus il engendre de cancers du sein. La palme étant remportée par les Etats-Unis avec une incidence de 89, la France se plaçant dans le peloton de tête avec 60.

Certains pays, bien que développés, ont un taux extrêmement faible, tel le Japon avec 25. Cette disparité entre le Japon et les autres pays développés reste un mystère pour les spécialistes.

3) LE CANCER EN QUESTIONS

a) Le cancer du sein est-il lié à la race ?

On a supposé que certaines races étaient plus prédisposées que d'autres. Aux Etats-Unis, l'incidence chez les femmes noires est de 65, et de 88,9 chez les femmes blanches.

Dans le comté de Los Angeles, où cohabitent plusieurs races, l'incidence du cancer du sein diffère d'une ethnie à l'autre :

femmes blanches	85,5
femmes blanches d'origine espagnole	52,1
femmes noires	73,1
Japonaises	72,7
Chinoises	48,7
Philippines	52,2
Coréennes	16,9

Ces chiffres pourraient laisser induire que d'une race à l'autre, il existe une prédisposition chez certaines femmes à contracter ce type de cancer. Les chiffres sont cependant à moduler.

Prenons le cas des Japonaises. Celles qui vivent au Japon connaissent une incidence très faible (entre 17 et 25) de cancer du sein. Lorsqu'elles vont s'installer aux

Etats-Unis, à Los Angeles, le taux passe à 73. Cela veut dire qu'une Japonaise vivant à Los Angeles a 3 fois plus de risques d'avoir un cancer du sein que si elle vivait au Japon.

La race ne joue sans doute aucun rôle dans l'apparition de cette maladie. Inversement, il existe des pays constitués de races parfaitement différentes, et où le taux de cancer du sein est identique pour chacune. C'est le cas de la Nouvelle-Zélande peuplée d'indigènes, les Maoris, et d'Européens, de Japonais, de Malais, de Chinois.

Une explication non ethnique mais culturelle peut être donnée. Certains peuples vivent en vase clos à l'étranger. Les Chinois en constituent un exemple frappant. Ils gardent donc en partie les habitudes de leur pays d'origine. A Paris, à New York, à Los Angeles, les « Chinatowns » sont des quartiers totalement habités par des Extrêmes-Orientaux, qui forment des colonies culturelles particulières. Leur mode de vie expliquerait leur « immunité » devant certains cancers.

Ce n'est pas le cas des Japonais qui sont extrêmement adaptables, et adoptent très vite le style de vie du pays d'immigration.

Ainsi, à Los Angeles, les Japonaises ont environ 2 fois plus de risques d'avoir un cancer du sein que les Chinoises (pourtant de la même race), alors que dans leur pays respectif l'incidence de cette maladie est sensiblement la même.

b) Le cancer du sein est-il lié au climat et à la géographie ?

Bon nombre de maladies dépendent du climat, ou de la géographie. La sclérose en plaques, maladie du système nerveux, ne se rencontre pas dans les pays équatoriaux, et son incidence augmente à mesure qu'on se rapproche du pôle Nord ou du pôle Sud.

Le cancer du sein, quant à lui, n'est en rien lié au climat ou à la géographie. Le taux en est sensiblement identique en Italie et en Suède, pays séparés par 2 500 km du nord au sud. Le Canada et la Pologne, pourtant à la même latitude, présentent des taux respectifs de 71 et 30.

c) Les cancers du sein sont-ils héréditaires ?

Depuis de nombreuses années, les médecins savent qu'il existe des familles à cancers du sein. Aussi s'est-on posé la question de l'hérédité. Aujourd'hui, on estime que 10 % des cas y sont liés. Selon une étude de M. L. Slaterry, tout antécédent familial de cancer du sein multiplie chez une femme le risque d'en contracter un. Le risque « normal » est multiplié par 2,4 en cas de cancer du sein chez la mère, par 2 chez la sœur, par 1,82 pour des parents du 2e degré et par 1,35 pour des parents de 3e degré.

Par ailleurs, il augmente si le cancer a été diagnostiqué chez la parente avant 50 ans. Quant aux femmes qui développent un cancer sur l'autre sein 3 ans après le premier, elles ont 10 fois plus de probabilités d'avoir une mère ou une sœur porteuse de la maladie.

d) Le cancer du sein est-il lié à l'urbanisation ?

Dans toutes les études effectuées sur la question, il ressort que les femmes vivant en ville présentent plus de cancers du sein que celles résidant à la campagne, et cela à l'intérieur d'un même pays. En Pologne, la région de Cracovie illustre bien ce phénomène. L'incidence du cancer du sein s'élève à 38,7 en ville et à 22,9 dans la campagne environnante.

Certains auteurs ont invoqué le rôle néfaste de la vie trépidante en ville et ont développé toute une théorie sur le stress et le cancer. C'est bien mal connaître la vie rurale. Les femmes y mènent pour la plupart une vie rude et doivent souvent assumer des tâches agraires difficiles, en plus des travaux domestiques. Par ailleurs, le cancer du sein, en ville, se développe plus volontiers chez des femmes d'un milieu socio-culturel élevé, qui malgré leurs séances de golf et de manucure ne sont pas prémunies contre la maladie.

Enfin, dernier argument, les femmes de Tokyo, dont la vie est pour le moins trépidante, ne développent pratiquement pas de cancers du sein, alors que celles d'Hawaï à Waikiki Beach ont cinq fois plus de risques d'en avoir un.

Cette augmentation du cancer du sein dans les milieux urbains peut s'expliquer à mon avis par un changement du mode alimentaire, comme nous le verrons par la suite. En effet, la femme de la campagne n'a pas du tout la même nourriture qu'à la ville. Elle prend son temps, et cultive son jardin. Elle n'achète pas de plats cuisinés et poursuit les habitudes ancestrales.

En outre, et je crois que c'est une cause primordiale, elle reste à la maison et a une vie plus « naturelle » qu'à la ville, en particulier dans la pratique de l'allaitement.

La citadine quant à elle a un mode alimentaire bien particulier. Elle fait ses courses dans les grandes surfaces, et ne consomme pas les mêmes produits qu'à la campagne. Aujourd'hui, de plus en plus, les femmes (ce sont elles qui achètent la nourriture) sont soumises à de multiples pressions publicitaires, et perdent en ville leur art culinaire au profit de la mode environnante. Nous le verrons par la suite.

En conclusion, je pense que dans le facteur urbanisation, c'est plus le mode de vie que le stress environnant qu'il convient de considérer.

4) AUJOURD'HUI, QUELLES SONT LES THÉORIES SUR L'APPARITION DU CANCER DU SEIN ?

Un récent rapport de l'INSERM mettait en évidence la progression du cancer :

« La mortalité par cancer du sein a régulièrement augmenté depuis 1950. Les modifications du mode de vie des femmes, liées en particulier à l'urbanisation, ont entraîné progressivement un changement d'alimentation, et des caractéristiques de la vie reproductive (diminution de l'âge des premières règles, du nombre d'enfants, recul de l'âge pour le premier enfant).

« Ces modifications expliquent probablement en partie l'augmentation observée. Une croissance est également observée dans d'autres pays d'Europe (Royaume-Uni, Italie, Suisse). Les contraceptifs oraux ont été introduits trop récemment en France (1967) pour que l'on puisse étudier leur effet éventuel. »

Ce compte rendu de l'INSERM, administratif et sobre dans sa présentation, brille en tout cas par son absence d'explication quant à l'accroissement inquiétant du nombre des cancers du sein. L'urbanisation y est évoquée, mais les femmes de Tokyo ne sont-elles pas plus urbanisées que celles de Milan, où le taux est pourtant triple ?

Aujourd'hui, on ne comprend pas, on ne s'explique pas pourquoi les cancers du sein augmentent. Tous les épidémiologistes et cancérologues s'accordent à dire qu'il existe une relation certaine entre l'alimentation et la maladie. Il y a quelques années, les études dans divers pays ont montré le lien entre l'apport en graisse alimentaire et le taux de décès par cancer du sein (voir graphique). Cette corrélation dont on a tant parlé semble aujourd'hui battue en brèche par des études contradictoires.

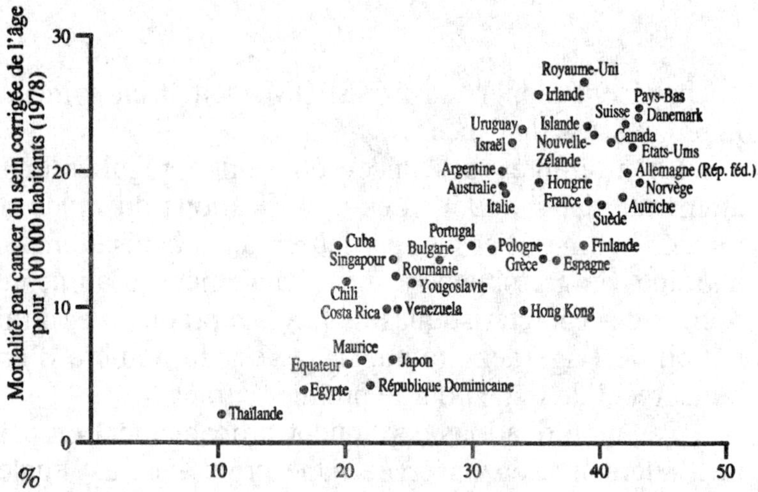

Relation entre l'apport en graisses alimentaires et le taux de décès par cancer du sein.

Source : *Régime alimentaire, nutrition et prévention des maladies chroniques*, rapport d'un groupe d'étude de l'O.M.S., n° 797, Organisation mondiale de la santé, Genève, 1990.

On ne connaît pas les facteurs qui peuvent induire les cancers du sein. Les graisses n'expliquent pas tout, loin s'en faut. Et si l'on regarde les statistiques, on note quelques aberrations. Notamment en ce qui concerne l'Uruguay et Hong-kong.

Ces deux pays ont environ la même consommation de graisses par habitant, et l'Uruguay a environ 2,5 fois plus de mortalité par cancer du sein que Hong-kong, toutes proportions gardées.

Ces aberrations s'observent aussi pour le Royaume-Uni et la Finlande, dont les taux varient du simple au double alors que l'apport énergétique sous forme de graisses est d'environ 40 % pour chacun.

Le bilan que l'on peut dresser de cette maladie s'avère donc plutôt pessimiste : le cancer du sein est en pleine expansion, il se retrouve dans tous les pays riches industrialisés, sauf au Japon. 10 % des cancers du sein ont sans doute une origine génétique, et 90 % dépendent de facteurs acquis, qui restent pour la plupart inconnus.

Dans ces conditions, il convient donc d'explorer une nouvelle hypothèse, celle du lien entre l'intolérance alimentaire et le cancer du sein.

3

L'ALIMENTATION ET LES MALADIES

1. GÉNÉRALITÉS

Le siècle que nous vivons a négligé fortement la qualité de l'alimentation. En Europe, et dans tous les pays occidentaux, se développe la nouvelle cuisine internationale véhiculée par les publicités télévisées : Mc Donald's, Kentucky, Quick, etc.

Cette mode McDo fait désormais fureur dans les pays de l'Est, ouverts depuis peu sur l'étranger. L'alimentation proposée est rapide, industrielle et requiert très peu de préparation.

Cette diminution de la qualité s'accompagne d'une attitude tout à fait désinvolte du milieu médical par rapport à l'alimentation. Durant mes études, je n'ai jamais entendu parler de diététique. Jamais !

Pas un mot sur la manière de se bien nourrir. Dieu

sait si le XIXe siècle avait pourtant œuvré pour cette discipline. Hélas, durant les études médicales, on abreuve les futurs médecins de notions extrêmement spécialisées qui ne leur serviront jamais. Je me souviens d'un cours de deux heures sur la structure histologique du canal lacrymal, cours de spécialité dans une spécialité.

Ce n'est qu'une fois installé que j'ai pris conscience de l'importance de l'alimentation sur la santé. Une grande partie des maladies (cardio-vasculaires, cancers, maladies rhumatismales, allergies, migraines, etc.) sont en effet imputables à une mauvaise alimentation.

Ma pratique médicale m'a montré combien les Scandinaves, les Latins, les Anglo-Saxons, et surtout les Américains, se nourrissaient trop et mal.

Incontestablement, il sévit de plus en plus une uniformisation des menus proposés. La nourriture repose sur la viande, les céréales non complètes, beaucoup de laitages, peu de légumes verts, peu de fruits variés. Or cette alimentation n'est pas la meilleure qui soit.

L'animal sauvage n'a pas de problèmes d'alimentation. Son instinct le dirige vers la nourriture dont il a besoin, il mange quand il a faim et n'est jamais obèse. L'homme au contraire vit dans une société qui va réprimer l'instinct et inculquer des acquis culturels. Son mode alimentaire dépendra de sa culture. Plus que par besoin primaire, le choix de la nourriture va aussi s'opérer par gourmandise, ce « péché capital » constituant un fait culturel et une accoutumance sociologique à un certain goût, généralement surfait.

L'alimentation d'un individu dépend d'un ensemble de facteurs environnementaux : milieu social, culturel, géographique, religieux, etc.

L'individu, quel qu'il soit, choisira sa nourriture en fonction de son éducation, et de son aptitude à se procurer l'aliment désiré. Nul n'est besoin de se rendre à l'autre bout de la planète pour comprendre ce phénomène. Les particularités régionales l'illustrent assez. En France, l'alimentation est différente à Marseille, ville de pêche, à Lyon, ville continentale, ou à Montmorillon, petite ville du Poitou.

De plus, l'alimentation d'un avocat ou d'un médecin diffère de celle d'un ouvrier. Le milieu géographique et socio-culturel est déterminant. Les disparités observées s'accentuent dès qu'on passe les frontières de son pays pour gagner l'Allemagne, l'Angleterre, l'Espagne ou l'Italie.

Or c'est en fonction des habitudes alimentaires que vont se développer les maladies dues à l'alimentation, que le public connaît plus ou moins bien.

Ces pathologies se divisent en trois catégories : les maladies de carence, les maladies d'excès, les intoxications et allergies.

1) LES MALADIES DE CARENCE

Chacun se souvient des marins de l'époque colombienne et du fameux scorbut, qui frappait ceux qui se nourrissaient uniquement de nourriture conservée. Cette affection est due à l'absence de vitamine C dans l'alimentation. En effet la vitamine C, ou acide ascorbique, est indispensable au métabolisme de l'individu, et se retrouve dans les fruits frais. Les maladies de carence s'observent surtout dans les pays sous-développés, et n'existent pratiquement plus dans les autres régions du globe.

2) LES MALADIES D'EXCÈS

Elles se rencontrent le plus souvent en France, en Europe et aux États-Unis et posent de graves problèmes aux pouvoirs politiques ; elles rendent une société invalide. Le développement industriel a créé des richesses et l'homme occidental a trop d'aliments à sa disposition. Il mange trop et son alimentation est trop grasse. Cet excès ne manque pas d'engendrer des maladies : infarctus, artérites, obésités, cirrhoses, pancréatites, diabètes, accidents vasculaires cérébraux, etc.

3) LES MALADIES PAR TOXICITÉ DE L'ALIMENT

Je n'aborderai pas la toxicité par poison et par transmission de maladies infectieuses.

L'aliment, quel qu'il soit, peut devenir toxique pour un organisme en créant une allergie ou une intolérance. Chaque individu est unique et ce qui sied à M. Martinez n'agréera pas forcément Mme Portmann.

Les phénomènes d'allergie et d'intolérance alimentaires sont inconnus du grand public comme du milieu médical. Je lisais un livre récent sur la diététique et la nutrition : une seule page sur 460 était consacrée aux allergies alimentaires. Pas un mot sur les intolérances. Et pourtant...

Selon moi, les allergies et les intolérances alimentaires sont sans doute parmi les pathologies les plus fréquentes du monde occidental, et figurent à la source d'autres pathologies plus importantes. 30 % environ de la population occidentale en souffre.

Le problème consiste à les mettre en évidence. En effet, il n'existe pas de tests biologiques fiables pour dépister une allergie alimentaire, et encore moins une intolérance. Tout ce livre se base cependant sur la pathologie d'intolérance alimentaire et apporte des commencements de preuves.

2. LES INTOLÉRANCES ALIMENTAIRES

1) DISTINCTION ALLERGIE / INTOLÉRANCE

Pour bien comprendre le concept d'intolérance alimentaire, il faut appréhender le concept d'allergie duquel il se différencie. Tout le monde connaît l'allergie respiratoire, à la poussière, au pollen, aux graminées, etc. La réaction se traduit alors par des signes très évocateurs : le nez coule, les yeux larmoient, le sujet éternue, peut souffrir d'asthme et, plus rarement, d'œdème de Quincke – cet œdème du visage provoque un étouffement.

Les allergies alimentaires provoquent parfois les mêmes symptômes : urticaire, eczéma, œdèmes. Souvent elles ne se manifestent que par des troubles digestifs : douleurs, diarrhée, impression de chaleur après un repas.

Il est quelquefois possible de les mettre en évidence par des tests biologiques sanguins : dosage des polynucléaires éosinophiles qui sont augmentés dans le sang, dosage des immunoglobulines qui elles aussi sont augmentées, ou tout simplement par des tests cutanés que pratiquent les allergologues.

Malgré ces examens, il arrive que l'on ne puisse mettre en évidence une allergie alimentaire, lorsqu'elle ne se manifeste que par des troubles digestifs.

Les allergies alimentaires, autrefois rares, deviennent de plus en plus fréquentes. Le grand public connaît la classique allergie aux œufs, aux fraises et maintenant aux kiwis. Celles-ci peuvent s'avérer extrêmement dangereuses, et entraîner des réactions si violentes qu'elles vont provoquer la mort.

Les allergies alimentaires sont déclenchées par une absorption minime de l'aliment incriminé. Il n'y a pas d'effet croissant selon la dose ingérée.

L'intolérance alimentaire, quant à elle, ne donne aucun symptôme violent, ni prurit ni gonflement du visage. C'est donc une maladie très difficile à dépister, d'autant plus que les tests sanguins allergologiques pratiqués sont négatifs.

Deux notions différencient fondamentalement l'intolérance de l'allergie :

– La notion de quantité ingérée : contrairement à l'allergie où une petite quantité du produit toxique ingérée peut suffire à provoquer des signes très bruyants, l'intolérance se manifeste après l'ingestion répétée d'une quantité importante du produit toxique.

Cette intolérance se traduit non pas par des signes évocateurs mais par des symptômes qui parfois passent totalement inaperçus.

– La notion de réaction à retardement.

Une allergie se manifestera immédiatement : M. Dupont est allergique aux fraises. Au restaurant, il consomme un gâteau au chocolat avec un coulis de framboises (dans lequel se sont glissées quelques fraises) : dans les dix minutes qui suivent, il devient rouge, se gratte, éternue. C'est l'allergie.

Les intolérances ne provoquent pas de symptômes immédiats, mais peuvent au bout de plusieurs mois ou plusieurs années induire des troubles très disparates, qu'il est extrêmement difficile de relier à une cause alimentaire.

Pour voir disparaître les symptômes dont se plaint le malade, il faut donc supprimer l'aliment toxique de l'alimentation, parfois pendant plusieurs semaines, ce qui rend le dépistage encore plus difficile.

La notion d'intolérance est floue. On pourrait cependant la définir comme une réaction générale pathologique de l'organisme face à l'absorption répétée d'un aliment qui devient toxique au fil du temps.

Autant l'allergie est facile à mettre en évidence, autant l'intolérance est insaisissable. Les examens pratiqués lors d'une intolérance alimentaire sont presque toujours normaux, et le médecin, s'il veut en faire le diagnostic, doit faire preuve de patience, de bon sens et d'observation.

2) COMMENT SURVIENT UNE INTOLÉRANCE ALIMENTAIRE ?

Une intolérance alimentaire n'est généralement pas le fait du hasard. Elle comporte une ou plusieurs causes.

On en dénombre quatre principales :

a) L'hyperconsommation d'un aliment

Notre monde, uniforme et soumis à des pressions publicitaires, incite de plus en plus les populations à consommer les mêmes produits tout le temps. Il suffit de regarder la télévision à une heure de grande écoute pour voir la propagande que nous subissons pour acheter fromages, café, thé, sucreries, gâteaux...

Pas une journée ne passe sans qu'on nous vante les vertus d'un produit alimentaire. Inéluctablement, ce genre de publicité est payante pour le vendeur, et souvent catastrophique pour le consommateur.

En effet, la surconsommation d'un produit alimentaire induit chez l'individu une sorte d'overdose biologique. L'organisme, ayant besoin de cataboliser le produit, c'est-à-dire de l'éliminer, consomme les mêmes enzymes, les mêmes catalyseurs, qui s'épuisent peu à peu. Au bout d'un temps plus ou moins long, l'organisme n'est plus capable d'assurer à la dégradation du produit : c'est le début de l'intolérance.

L'hyperconsommation du produit incriminé permet d'ailleurs aux médecins de suspecter les intolérances alimentaires. Lorsqu'un malade vient nous consulter pour un eczéma apparu il y a quelques années, et qu'il nous apprend qu'à cette époque, il a consommé une tablette de chocolat tous les deux jours pendant un an, nous dressons l'oreille et sommes attentifs à ce renseignement.

b) L'hépatite virale

L'hépatite n'est ni plus ni moins qu'une infection des cellules hépatiques, qui vont être partiellement détruites. Heureusement, celle-ci reste très limitée dans la plupart des cas.

Durant la maladie, le foie n'est plus capable d'assurer pleinement ses fonctions de dégradation, car l'organe ne travaille qu'en partie. Aussi le malade ne tolère-t-il plus certains aliments, l'alcool notamment et les graisses.

Ce défaut du catabolisme pourrait expliquer la survenue d'une intolérance alimentaire consécutive à l'hépatite. Les aliments n'étant plus « détruits » correctement par le foie seraient considérés par l'organisme comme des intrus et provoqueraient la mise en place d'une défense immunitaire, d'où l'apparition de certaines intolérances.

c) Les cures d'antibiothérapie

Le public l'ignore, un traitement antibiotique n'est pas anodin. Qui sait, par exemple, qu'une cure d'antibiotiques de six jours pour une simple angine modifie la flore intestinale pendant plusieurs mois ? La flore intestinale est constituée par les populations de bactéries présentes dans l'intestin, et nécessaires à la bonne digestion. Heureusement, chaque cure d'antibiotiques ne crée pas de désordres systématiques. Mais, après certains traitements, on observe parfois des symptômes d'intolérance.

d) La pilule anticonceptionnelle

C'est au docteur Ellen Grant que nous devons les travaux sur la pilule et les réactions anormales à l'alimentation : « On croit en général que l'effet de la pilule sur les systèmes immunitaires de la femme n'a probablement pas d'importance clinique. En fait, les maladies allergiques et immunitaires ont atteint des proportions épidémiques parmi les femmes qui prennent la pilule. »

Ellen Grant a étudié pendant 15 ans les effets secondaires de la pilule. Les maux de tête, les variations des seins, les changements d'humeur, les saignements irréguliers et les modifications de poids dépendent certes des doses d'hormones et de leur équilibre, mais aussi de la susceptibilité de l'individu.

Il est indiscutable que les hormones exercent un effet profond sur le système immunitaire. Les femmes sont plus réactives que les hommes et les femmes enceintes plus encore. Un dégoût insurmontable pour le café ou pour d'autres aliments constitue souvent un des premiers signes de la grossesse, durant laquelle le taux hormonal augmente.

L'effet de la pilule sur l'intolérance alimentaire ne fait plus aucun doute. Parmi mes patientes, un grand nombre en ont présenté des symptômes après une prise de pilule prolongée. Ces troubles se manifestent très diversement et il est nécessaire dans ces cas-là de proposer un régime d'exclusion pour connaître le ou les aliments en cause.

3) QUELS SONT LES ALIMENTS QUI PEUVENT PROVOQUER UNE INTOLÉRANCE ALIMENTAIRE ?

A la limite, tout aliment peut provoquer une intolérance alimentaire. Certains plus que d'autres. La liste ci-dessous les présente par ordre d'importance :

- les laitages,
- le sucre,
- les farines : blé, sarrasin,
- le riz,
- les huiles,
- le chocolat,
- les œufs,
- le café,
- le thé,
- le bœuf,
- le porc,
- le vin,
- les alcools,
- les oranges et les agrumes,
- la bière,
- les petits pois.

Chacun de ces aliments peut créer une symptomatologie particulière chez un individu s'il y est intolérant.

4) COMMENT DÉPISTER UNE INTOLÉRANCE ALIMENTAIRE ?

En d'autres termes plus ludiques, cela revient à « chercher l'intrus ». Un jeu délicat où patience, ruse et bon sens sont de mise.

Tout d'abord, il faut bien comprendre qu'il n'existe pas de relation immédiate entre le symptôme dont se plaint le malade et l'absorption de l'aliment.

Si chez un malade on suspecte le café en cas de migraines, il faudra le supprimer durant un, deux, parfois trois mois pour voir la migraine s'estomper. L'exclusion de l'aliment doit être très longue. Les nutritionnistes en général ne connaissent pas ce phénomène. Ils pensent à tort que la suppression de l'aliment pendant quatre jours suffit pour apprécier sa toxicité. C'est bien mal connaître la notion d'intolérance. Bien évidement, on ne va pas non plus demander à nos malades de supprimer tour à tour chaque aliment pendant deux mois pour observer les résultats. Il nous faudrait cinq ans pour tester trente aliments !

D'autre part, il n'existe pas de tests de laboratoire identifiant ces intolérances. Il fallait donc trouver un autre moyen. Pour cela, nous nous inspirons de la technique décrite par le docteur Ellen Grant de Londres. Cette femme exceptionnelle, spécialiste de la migraine, a étudié les intolérances alimentaires.

La toxicité de l'aliment se manifeste surtout lorsque l'individu a été sevré pendant quelques jours. Passé ce délai, la réintroduction de l'aliment provoque des signes très généraux.

C'est le malade lui-même qui apprécie la toxicité de l'aliment, non pas sur les symptômes dont il se plaint, mais sur son état général. Si, par exemple, M. Dupont se plaint de migraines, nous allons lui proposer un régime d'exclusion, puis de réintroduction des aliments, et nous n'allons pas apprécier la toxicité de l'aliment avec des signes de migraines, mais avec des signes qui, en apparence, n'ont aucun rapport avec la migraine.

Voici le document que je remets à mes malades chez qui une intolérance alimentaire est suspectée :

FEUILLE REMISE AUX MALADES
CHEZ QUI L'ON SUSPECTE
UNE INTOLÉRANCE ALIMENTAIRE :

Ce régime consiste à mettre en évidence les produits alimentaires auxquels vous pouvez être intolérant. Les produits incriminés sont les suivants :

- thé,
- café,
- oranges et agrumes,
- œufs,
- petits pois,
- porc,
- bœuf,
- blé (pain, pâtes),
- maïs,
- huiles,
- lait et dérivés (beurre, yaourt, crème, fromage),
- vin,

– sucre,
– champignons,
– chocolat,
– riz.

Pendant cinq jours, vous ne consommerez aucun de ces aliments et observerez un régime de base avec :

– agneau, ou poulet cuit à l'eau,
– fruits, sauf agrumes,
– légumes sauf petits pois.

A partir du sixième jour, vous ajoutez au régime de base un aliment à tester et vous appréciez sa toxicité.

Si dans le quart d'heure, la demi-heure ou l'heure qui suit vous souffrez de :

– fatigue générale,
– impression de jambes coupées,
– somnolence importante,
– rougeurs au visage ou sur le thorax,
– tachycardie,

cela signifie que vous êtes intolérant à cet aliment.

Vous pouvez consommer les aliments non toxiques et les rajouter au régime de base.

Tout élément toxique doit être soustrait à votre alimentation pendant au moins trois mois, avant d'être testé de nouveau pour savoir si la toxicité se manifeste toujours.

Il est important de ne tester qu'un aliment par jour.

5) QUELS SONT LES SYMPTÔMES PROVOQUÉS PAR UNE INTOLÉRANCE ALIMENTAIRE ?

Ils sont extrêmement variables.

a) Les signes intestinaux

Ils peuvent être de tous ordres : constipation opiniâtre, diarrhée chronique, douleurs abdominales sans cause définie. Les signes sont évocateurs d'une intolérance alimentaire lorsque tous les examens biologiques et radiologiques pratiqués sont normaux. On les met volontiers sur le compte du psychisme et le médecin, souvent déconcerté par la maladie de son patient, essaie bien des thérapeutiques sans succès, pour finir avec un anxiolytique ou un antidépresseur.

Mon ami, le docteur Rudolf Helling, m'avait invité en février dernier à animer un séminaire médical à Ahlen, petite ville allemande, non loin de la célèbre ville de Münster.

En fin de journée, devant l'auditoire composé d'une cinquantaine de médecins, on me présente une malade.

Cette femme de 37 ans était sujette depuis l'âge de 13 ans à d'intenses douleurs de la partie droite de l'abdomen. Aucun diagnostic n'avait été posé. Ont été réalisées les opérations suivantes, pour tenter d'apaiser les douleurs : appendicectomie, ablation de l'ovaire droit, ablation d'une hernie, et de l'utérus, résection partielle de l'intestin grêle. En vain.

Tous les examens, ceux de la médecine interne comme ceux de gynécologie et de chirurgie, sont restés infructueux. L'origine psychique a été exclue par trois psychothérapeutes qui ne s'étaient pas concertés. En outre, une opération plastique esthétique a été réalisée il y a 3 ans pour tenter de gommer les cicatrices des opérations précédentes. Le résultat est plutôt décevant : une cicatrice de 3 cm de large s'est formée tout autour de la taille. Le docteur Helling expose le cas de la malade. La femme se déshabille et nous sommes stupéfaits de découvrir cette fameuse cicatrice.

Après un interrogatoire plus poussé, nous découvrons que cette malade a des migraines, qu'elle a souffert de rhino-pharyngites étant petite, puis d'eczéma.

Tout laisse supposer qu'il s'agit là d'une colossale intolérance aux laitages. Nous demandons au docteur Helling de conseiller à cette malade un régime sans laitages. La suite de l'observation est consignée dans cette lettre du docteur Helling :

« Nous avons confirmé l'intolérance au lait ainsi qu'une intolérance au sarrasin, au sucre et aux agents aromatiques E 340 et E 622. On a recommandé à la malade une carence absolue de ces produits alimentaires. Une massive aggravation des douleurs s'est manifestée au début, qui toutefois, après 6 à 8 semaines, a été suivie d'un apaisement évident.

« Pour le moment, la malade n'a presque plus de douleurs. »

b) Les signes généraux

– *La fatigue*

Une intolérance alimentaire se traduit très souvent par une fatigue inexplicable, ces fatigues en dents de scie que le malade ne comprend pas, et qui l'obligent à s'aliter un moment.

– *L'hypersomnie*

Cette pathologie est rarement recherchée par le médecin car le malade en parle peu. Certains malades, petits ou grands, ont besoin de dix à douze heures de sommeil pour récupérer.

Ce signe n'est pas spécifique des intolérances alimentaires, mais bien souvent récurrent, notamment chez l'enfant.

c) Les signes cutanés

Ils varient d'un malade à l'autre, d'une intolérance à l'autre.

– *Les yeux cernés* avec un liséré noir.

« Regardez, docteur, mon petit a les yeux au milieu de la figure. Il a beau faire la sieste, il se réveille toujours avec les yeux cernés. »

Cette phrase, si souvent entendue, doit déjà éveiller l'attention et faire évoquer une intolérance alimentaire chez l'enfant. Ce signe est plus difficile à mettre en évidence chez l'adulte qui a une peau plus ridée et plus marquée.

– *L'eczéma :* rencontré surtout chez l'enfant qui souffre d'une intolérance au lait de vache, ou au sucre. Cet eczéma provoqué par l'alimentation est souvent récusé par les dermatologues, mais se rencontre pourtant en pratique.

– *La chute des cheveux :* elle peut être diffuse et éparse. La personne se dégarnit plus rapidement qu'il ne faudrait. La chute peut être totale : tous les cheveux tombent, ainsi que les cils, sourcils et poils. Ces alopécies totales se rencontrent de plus en plus chez les hommes et les femmes dans tous les pays occidentaux. On observe aussi des alopécies partielles.

Une femme d'une cinquantaine d'années est venue me consulter pour un problème de cuir chevelu, il y a environ 4 ans. Depuis l'âge de 20 ans, elle souffrait d'une alopécie en plaques que le grand public appelle une pelade nerveuse. Il existait sur le crâne une surface ronde d'environ 7 centimètres de diamètre sur laquelle les cheveux ne poussaient pas. Cette femme avait déjà consulté bien des confrères dermatologues sans aucun résultat. Elle vint me voir, sur les conseils d'une de ses amies.

Grâce à un régime d'exclusion inspiré de celui du docteur Ellen Grant, je décelai une intolérance alimentaire aux huiles en général, et lui demandai de les exclure de son alimentation. Je la revis 3 mois après. Les cheveux repoussaient normalement. Depuis 4 ans, la plaque d'alopécie n'est apparue qu'une fois, et ce de manière transitoire, car cette personne n'avait pas résisté à la tentation d'assaisonner ses salades à l'huile.

– *Urticaire :* l'urticaire au soleil ou lucite s'observe souvent dans des intolérances aux laitages, comme nous le verrons.

d) Les signes douloureux

La migraine est un des grands signes de l'intolérance alimentaire. On devrait plutôt parler des migraines, car il en existe un grand nombre.

Certaines, très violentes, disparaissent avec l'arrêt de

consommation d'un seul aliment : café, thé, oranges, lait, blé, œufs, etc.

Ces intolérances sont très facilement détectables quand le sujet ne consomme l'aliment qu'à l'occasion. En revanche, le problème est plus difficile à mettre en évidence lorsque l'aliment est ingéré tous les jours. C'est le cas de l'intolérance au blé (pain et pâtes) ou aux oranges.

e) Les signes neuro-psychiques

– *Dépression nerveuse :* le cas le plus extraordinaire que j'ai observé en la matière est celui d'une femme de 30 ans que sa mère m'a amenée l'année dernière pour une dépression très sérieuse.

Cette mère de trois enfants tenait un magasin de vêtements, et avait vécu 4 ans auparavant un petit passage à vide dû à son travail harassant. Elle avait consulté son médecin de famille qui lui avait prescrit du Guronsan ®, pour la « remonter ». Elle s'était au contraire effondrée et avait dû consulter un neuropsychiatre qui l'avait assommée de neuroleptiques, de tranquillisants et d'antidépresseurs. A l'évidence, cette femme présentait une intolérance au café (elle en consommait quatre par jour), et prenait régulièrement le Guronsan ® prescrit, médicament à base de caféine et de vitamine C.

Je lui conseillai de supprimer ces deux substances nocives. Un mois plus tard, elle reprenait ses activités professionnelles, et retrouvait une vie affective normale (elle se refusait à son mari depuis 3 ans).

Bien sûr, ce cas est extrême, mais une intolérance alimentaire peut provoquer des signes moins importants, mais invalidants, souvent inexplicables surtout chez l'enfant.

– *Spasmophilie :* il s'agit souvent d'une intolérance aux laitages, que nous décrirons plus loin.

f) Signes cardio-vasculaires

– *Hypertension artérielle*

Monsieur D. pèse 110 kg. Il est âgé de 56 ans, et les porte bien. Le visage ouvert, souriant, il m'explique son cas. Il est somnolent après les repas, mais surtout souffre depuis 10 ans d'une hypertension artérielle qui « malgré les médicaments, ne cesse de monter ».

Toutes les hypertensions artérielles ne proviennent pas d'une intolérance, mais on suspecte cette cause si des signes digestifs y sont associés.

Après le régime d'exclusion, il me déclare être intolérant aux céréales. Je lui conseille donc de supprimer les céréales de son alimentation et de revenir 3 mois plus tard.

Passé ce délai, monsieur D. revient, visiblement inquiet.

« Docteur, je suis extrêmement anxieux. Je suis licencié de mon entreprise. Vous comprenez, à mon âge... J'ai bien fait le régime, mais j'ai peur qu'avec tous ces soucis, la tension ne soit montée !

– Allongez-vous. »

Je contrôlai sa tension artérielle. Elle était à 14/8, un chiffre qu'il n'avait pas connu depuis plusieurs années.

– *Tachycardie*

Le docteur R., médecin âgé de 35 ans, souffre de fatigue et de troubles cardiaques. Son rythme cardiaque est constamment au-dessus de 100 pulsations/minute.

« J'ai les jambes lourdes et un problème de diarrhée chronique », ajoute-t-il.

Je lui demande d'observer un régime d'exclusion.

Il me signale une très forte intolérance au blé, à la bière (dès l'absorption de bière, dans la nuit qui suit, son cœur bat d'une manière anormalement rapide) et au whisky.

6) COMMENT TRAITER UNE INTOLÉRANCE ALIMENTAIRE ?

La seule façon de traiter une intolérance alimentaire consiste à exclure pendant plusieurs mois l'aliment toxique. Ce n'est qu'après quelques semaines que les symptômes décrits par le malade vont peu à peu s'amender.

L'éviction de l'aliment est rarement définitive. En principe, après quelques mois, le malade peut recommencer à le consommer en quantité limitée, et constater si les troubles reprennent. Dans ce cas, le médecin demandera à son malade de continuer son régime d'exclusion.

Ce régime, long et fastidieux, doit être clairement expliqué au malade. Supprimer un aliment pendant plusieurs mois est d'autant moins facile que celui-ci est en général prisé du malade. Paradoxe de l'intolérance alimentaire : le malade aime ce qui est toxique.

En parallèle, on prescrira du zinc. En effet, d'après les travaux d'Ellen Grant, il existe, quel que soit le produit incriminé, une carence en zinc dans les intolérances alimentaires. Ce traitement sera de courte durée, un ou deux mois tout au plus.

3. UNE INTOLÉRANCE BIEN PARTICULIÈRE : LES LAITAGES

Il y a encore peu de temps, j'écoutais avec mes enfants l'histoire du Petit Prince écrite par le Lyonnais Antoine de Saint-Exupéry, et récitée par Gérard Philipe.

Le Renard du désert confie au Petit Prince un grand secret : « L'essentiel est invisible pour les yeux. »

Quelle fraîcheur dans cette histoire ! Sans doute l'auteur était-il réellement inspiré par une muse géniale. Antoine de Saint-Exupéry et Victor Hugo ont chanté les beaux sentiments avec une écriture légère, aérée, aérienne. Le soir, lorsque la maison est endormie, je vais à pas feutrés chercher un livre de Victor Hugo pour relire lentement certains passages des *Misérables*. J'imagine les tribulations de Cosette, de Fantine, de Jean Valjean. Ils sont devenus des personnages familiers, des amis comme ce Petit Prince et sa rose.

En médecine, souvent l'essentiel est invisible pour les yeux. Les choses les plus importantes ne sont écrites ni dans les ouvrages médicaux, qui dans bien des cas donnent un aspect très structuré de la maladie, ni sur les visages de nos malades ; aussi passons-nous, nous médecins, à côté de l'essentiel. L'intolérance aux laitages (l'expression n'est peut-être pas la meilleure, mais elle est évocatrice) est pourtant un fait essentiel dans la santé des individus.

Les signes qu'elle provoque, divers, polymorphes, violents parfois, insidieux souvent, en font une affection particulière. Cela s'explique par la complexité de la constitution chimique du lait. Il contient des éléments variés : protéines, glucides, dont le pouvoir toxique est différent.

Le fait le plus étonnant, pour qui a étudié durant plusieurs années la toxicité potentielle des produits laitiers, est de constater que le corps médical et scientifique n'en fait jamais cas.

Durant mes études de médecine, l'intolérance au lactose a fait l'objet d'un *nota bene* dans un cours de pédiatrie, et d'un paragraphe sur un polycopié de six cents pages. Mon professeur de pédiatrie, le professeur Gueroy de la faculté de Tours, était pourtant un homme formidable, l'un des rares professeurs que j'ai connus à prodiguer des conseils pratiques. Il nous entraînait dans des balades à bicyclette sur les bords de la Loire et du Cher, à côté des grands châteaux, puis nous enseignait la pédiatrie comme Aristote la philosophie. Tout en marchant. Ou plutôt en pédalant.

1) LA TOXICITÉ DU LAIT CHEZ L'ENFANT

C'est surtout chez l'enfant qu'est connu le pouvoir toxique du lait de vache. Les pédiatres sont confrontés chaque jour à ce problème lorsqu'ils examinent des nourrissons qui passent du lait maternel au biberon, vomissent, souffrent de diarrhée. Il est facile alors de faire la corrélation entre ces troubles et l'introduction du lait. Le pédiatre souvent va conseiller de changer de lait et les choses se tasseront peu à peu. En apparence.

Cette toxicité crée deux pathologies différentes chez l'enfant.

a) L'intolérance aux protéines de lait

Le lait de vache contient une vingtaine de protéines différentes dont cinq ont un pouvoir antigénique démontré : la bétalactoglobuline, la caséine, l'alphalactalbumine, l'albumine bovine sérique et la gammaglobuline.

La majorité des nourrissons est allergique à la bétalactoglobuline contenue dans le lait de vache mais absente du lait humain.

Les symptômes les plus fréquents sont d'ordre gastrointestinal : l'enfant souffre de diarrhées, de vomissements, parfois de sang dans les selles, de douleurs abdominales. Ces douleurs s'apparentent à des coliques. (La colique est une douleur subite et violente qui évolue par à-coups.)

L'enfant, alors qu'il était calme et serein, subitement se met à crier sans raison apparente. Les mères connaissent cela, et généralement font le rapprochement avec des douleurs abdominales. Elles consultent alors le médecin, et signalent que leur enfant souffre de douleurs au ventre. Le pédiatre consulté posera alors le diagnostic.

b) L'intolérance au lactose

Le lactose est un sucre contenu dans le lait. Il est normalement dégradé par une enzyme située dans l'intestin, la lactase. Cette enzyme est fragile et peut avoir tendance à disparaître. C'est d'ailleurs ce qui s'observe chez l'animal sevré de lait. La lactase disparaît en quelques mois, l'animal ne peut plus digérer le lait.

Chez l'enfant, l'intolérance au lactose est rare. Elle se traduit par une fermentation intestinale accompagnée de flatulence, de colite et d'une diarrhée acide. Le diagnostic est difficile à poser.

Ces deux pathologies sont très peu citées dans la littérature médicale. Aussi un pédiatre supprimera-t-il rarement les laitages chez l'enfant.

D'autres symptômes moins évocateurs sont cependant à relier fréquemment à la toxicité du lait :

– *Les infections O.R.L.*

L'intolérance au lait de vache favorise considérablement les infections O.R.L. Les rhinos, comme on les appelle, sont bien plus observées chez les enfants nourris dès le départ au lait de vache. Cela peut s'expliquer de deux manières : d'une part, le lait humain contient des substances absentes du lait de vache (anticorps) qui luttent contre les bactéries et d'autre part, le lait de vache peut favoriser l'apparition d'allergies à des allergènes, tels que la poussière, le pollen, ou les acariens.

Ces allergies créent une inflammation des muqueuses de la région O.R.L., terrain propice aux infections. Ce phénomène de prédisposition à l'allergie ne s'observe pas uniquement chez le nourrisson, mais aussi chez les petits enfants de 4 à 5 ans. Certains d'entre eux font des otites à répétition et il suffit alors de supprimer les laitages de leur alimentation durant un certain temps pour voir disparaître totalement les infections O.R.L.

Ce sont des dizaines et des dizaines d'enfants que j'ai pu soigner et guérir par un seul régime alimentaire excluant les laitages. (Je prescris dans ces cas-là du calcium par comprimés ou sirop.)

Il ne faut pas penser que toutes les rhinos, toutes les otites proviennent du lait. Bien sûr que non ! Le lait de vache n'est heureusement pas toxique pour tous les enfants.

– *Les troubles cutanés*

Les troubles cutanés chez l'enfant qui ne tolère pas le lait sont presque toujours constants. Parfois discrets, ou plus importants, mais présents. Ce fait n'avait jamais attiré mon attention durant des années, mais à force de consulter des enfants, je n'ai pu que constater cette évidence.

L'enfant non intolérant a une peau fraîche et rosée. L'enfant intolérant au lait de vache a quant à lui une peau pâle, translucide, fine, presque transparente. On observera des marbrures caractéristiques sur les cuisses et l'abdomen. Au toucher, c'est une peau trop fine, élastique et qui « marque ». Si on la pince, elle devient rouge. Ces signes passent inaperçus pour un médecin non averti.

Parfois sur cette peau fragile se développe un eczéma. Tous les eczémas de l'enfant ne sont pas à mettre sur le compte des laitages, mais ceux qui se développent sur ce type de peau ont très souvent un rapport avec l'effet, laitages. Dans ces cas-là, la suppression du lait pendant plusieurs semaines guérit totalement l'eczéma.

Chez l'enfant, l'intolérance aux produits laitiers n'est la plupart du temps pas diagnostiquée. L'enfant grandit avec ses angines, ses rhinos, parfois son eczéma, sa constipation ou sa diarrhée. Ces signes s'observent en général jusqu'à l'âge de 6-7 ans, puis disparaissent, au grand bonheur des parents. Pourtant l'intolérance demeure, même si elle ne s'exprime pas. Ce n'est qu'à l'âge adulte que certains signes vont apparaître, sans aucun lien apparent avec le lait.

2) CHEZ L'ADULTE

L'intolérance aux produits laitiers chez l'adulte est quasiment inconnue des médecins généralistes, et spécialistes, parce qu'invisible. Même les gastro-entérologues, plus au fait des désordres intestinaux, ignorent cette pathologie.

Je dînais, il y a 3 ans, à l'occasion du mariage d'un ami, à côté d'un médecin régional de la Sécurité sociale. Cet homme, heureux de sa retraite récente, m'avait longuement entretenu de ses grasses prébendes ainsi que de celles de son épouse. A la fin du repas, il me posa quelques questions sur ma manière de soigner. Je lui confiai mon inquiétude à propos des maladies de société, et notamment des intolérances alimentaires.

Il me répondit en se perdant dans des circonlocutions laborieuses dues au bon vin, avant de laisser tomber ce fameux mot qu'on retrouve à toutes les sauces, même lors d'un mariage : « psychosomatique ».

J'ai d'ailleurs souvent constaté que certains hommes de l'art, devant une évidence qu'ils ne veulent pas admettre, se cachent derrière deux mots magiques : « psychosomatique » et « effet placebo », deux boucliers imparables et qui viennent définitivement clore la discussion. Devant tant d'incompréhension, je renonçai, et en profitai pour inviter la fille de ce charmant confrère à danser.

Les idées nouvelles en médecine ont du mal à se frayer un chemin. Elles remettent en question des années de pratique et de conceptions sur la santé. A chaque époque, certains médecins ont voulu faire avancer leur art. Chaque fois, ils se sont heurtés à l'autorité universitaire réfractaire, cette même université qui les honorera cinquante ans plus tard. Les exemples ne manquent pas : François Magendie au XIXe siècle, Pasteur, conspué par ses pairs durant sa vie et adulé après sa mort ! Même Claude Bernard, le célébrissime physiologiste dont la clairvoyance était géniale, n'a cessé de critiquer Louis Pasteur. Claude Bernard laissa des documents qui, selon sa volonté, ne furent ouverts que cent ans après sa mort au Collège de France. Ces lettres n'étaient que plainte et venin pour son contemporain Pasteur... Les grands hommes ont aussi leurs faiblesses...

a) Genèse d'une découverte

C'est le hasard qui m'a fait découvrir ce qu'était une intolérance alimentaire. Un hasard dû à ma naissance. Mon grand-père Thomas Nogier était un grand médecin. Latiniste, licencié en sciences, il devint médecin, et enseigna la radiologie en tant que professeur agrégé à Lyon. Son fils aîné Paul, mon père, connut lui aussi un parcours sinueux. Après des études d'ingénieur, il se lança dans la médecine. Son regard sur la thérapeutique fut longtemps influencé par ses études scientifiques. Durant sa vie, il étudia les thérapeutiques d'origine physique. Ce qui était novateur. En effet, depuis la moitié du XIXe siècle jusqu'à nos jours, la médecine s'est polarisée sur les soins par les médicaments. Il n'est que de constater l'épaisseur du Vidal français [1], chaque année plus gros, pour prendre conscience de l'importance du « phénomène médicament ». Les malades comme les

1. Vidal : dictionnaire des médicaments.

médecins ont dans leur inconscient la fausse certitude que toute guérison passe par l'absorption d'un comprimé ou d'un suppositoire. Ce fameux suppositoire est de culture française et les Anglo-Saxons ne l'utilisent pas. Comme quoi, la culture...

En France, un million d'ordonnances sont délivrées chaque jour avec 3,2 boîtes de médicaments en moyenne. Ce qui signifie environ 100 millions de boîtes de médicaments par mois pour 60 millions d'habitants. Les laboratoires pharmaceutiques se frottent les mains. Ils sont devenus grâce au remboursement des soins de santé les leaders du monde économique.

Cependant, l'idée que la guérison des maladies passe à tout prix par le médicament est totalement fausse. La preuve en est qu'il n'existe pas, lorsqu'on étudie la santé des populations, de corrélation entre les dépenses de santé et le taux de mortalité et de morbidité dans les différents pays.

b) La spasmophilie, une maladie souvent liée au lait

Paul Nogier, auteur de livres traduits en plusieurs langues, aborda l'un des premiers le problème des « allergies au lait ». Il avait observé que les spasmophiles étaient grands consommateurs de laitages, et que la diminution de leur consommation de produits lactés améliorait considérablement leur état.

Pour le public non averti, la spasmophilie représente plus qu'une maladie. Elle se manifeste par des spasmes : des intestins, des muscles, une fatigue accompagnée d'hypotension et souvent des fourmillements dans les membres.

Cet état spasmophile peut aboutir à un état tétanique durant lequel la personne souffre de crises de contractions musculaires violentes, nécessitant souvent un geste médical. Ces crises, souvent impressionnantes, sont déclenchées dans la plupart des cas par une émotion. Il n'est pas rare qu'en avion, on réquisitionne un médecin d'urgence.

En somme, la spasmophilie est un état d'hyperexcitabilité neuro-musculaire, qui se diagnostique grâce à un électromyogramme.

Elle se rencontre surtout chez les jeunes filles et les jeunes femmes.

Lorsqu'après un examen, je dis à une femme :

« Vous êtes spasmophile…

elle me demande souvent :

– Mais qu'est-ce que c'est que la spasmophilie ?

– Imaginez, madame, que votre système nerveux soit comme un radar antivol de voiture. Lorsque quelqu'un veut s'emparer de votre véhicule et qu'il le secoue, le radar se déclenche et une sirène se met à hurler. Parfois, le radar est trop sensible et la sirène hurle pour le moindre coup de vent. Vous voyez, la voiture devient spasmophile. »

La personne qui est spasmophile a un système nerveux hyperexcitable. La moindre stimulation est amplifiée, quelle qu'elle soit.

La douleur est ressentie avec plus d'acuité. Le bruit fait sursauter, la joie est décuplée. Toute émotion est exagérée. Cela crée un état hyperexcitable avec des spasmes, des contractions musculaires, qui provoquent dans un deuxième temps une fatigue.

Le traitement que l'Université préconise consiste à administrer du calcium et des tranquillisants : Lexomil ®, Temesta ®, Urbanyl ®. Lors des examens sanguins et urinaires, on s'aperçoit bien souvent qu'il y a beaucoup de calcium dans les urines, et peu dans le sang. D'où l'idée qui s'est vite répandue : « C'est une personne qui perd son calcium et ne le fixe pas ! »

Cette hypothèse, peu originale, n'a jamais fait ses preuves thérapeutiques. En effet, un traitement par le calcium ne guérit pas les spasmophiles dans la plupart des cas, et a même tendance à aggraver leurs maux.

Paul Nogier, en diminuant l'apport de produits lactés, observait une amélioration clinique des patients. Il avait donc conclu à une « allergie au lait ». En réalité, il ne s'agit pas d'une allergie, mais plutôt d'une intoxication que je nomme « intolérance ».

Cette amélioration pourrait s'expliquer de plusieurs manières : les laitages contiennent beaucoup de calcium et l'on sait que plus on consomme de calcium, moins on absorbe le magnésium, lui-même essentiel à la bonne marche des cellules nerveuses et musculaires.

Par ailleurs le lait de vache contient beaucoup de phosphore, ce qui entraînerait un hyperfonctionnement des parathyroïdes, et par là même des phénomènes de tétanie. A moins qu'il ne s'agisse tout simplement d'une intolérance aux protéines de vache, avec un effet toxique sur le système nerveux.

Bref, boire trop de lait n'est pas une cure de la spasmophilie, bien au contraire !

J'ai donc pu obtenir des résultats sensationnels dans ce domaine. Ce sont des centaines de femmes qui, se passant mon adresse durant des conversations de salon, se sont précipitées à ma porte. Souvent, elles me racontaient leur parcours :

« J'étais fatiguée, j'avais des fourmillements dans les membres. Je suis allée consulter un généraliste qui m'a dit : “Ce n'est rien, madame, ce sont les nerfs !” On m'a prescrit un tranquillisant, du calcium, mais, docteur, ça ne s'arrange pas, je me traîne...

– Combien consommez-vous de laitages ?

– Mon médecin m'a recommandé d'en boire beaucoup !

– Eh bien, madame, oubliez tout cela et revenez me voir dans trois mois. »

Ces femmes revenaient pour la plupart transformées en chantant des louanges à mon sujet. Parfois, il n'est pas nécessaire d'être un grand prescripteur pour obtenir des résultats.

Ces « laissées pour compte », que la médecine universitaire considère comme des névrotiques, m'intéressaient au plus haut point sur le plan médical, et je ne me lassais pas de les interroger, de les examiner et de les suivre.

c) La peau des spasmophiles

Tout d'abord, chez les femmes spasmophiles se manifeste un signe particulier, celui de Chvosteck (schémas 1 et 2), traduisant une hyper-réactivité neuromusculaire. Le médecin fait une chiquenaude sur la joue de son malade avec le doigt. Cette chiquenaude, qui n'entraîne normalement aucune contraction musculaire, provoque chez le spasmophile une contraction de certains muscles avec une rétraction immédiate de la lèvre supérieure du côté stimulé.

Ce symptôme banal m'amena à étudier de plus près la peau de ces sujets, toujours identique au demeurant. Il s'agit d'une peau très fine, sans aspérités, légèrement translucide, pâle et surtout très décollable des plans pro-

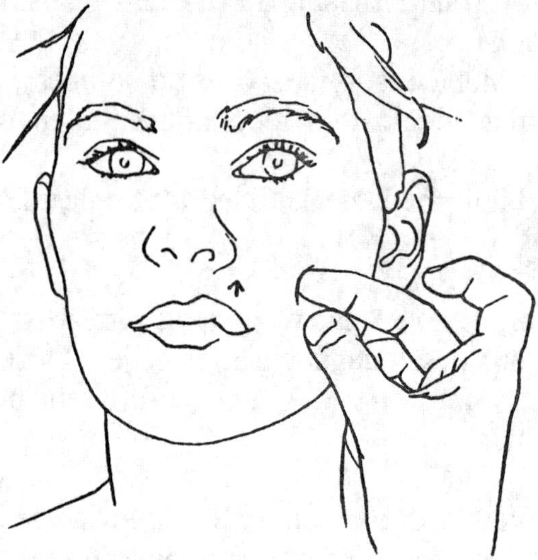

Schéma 1 : Le signe de Chvosteck

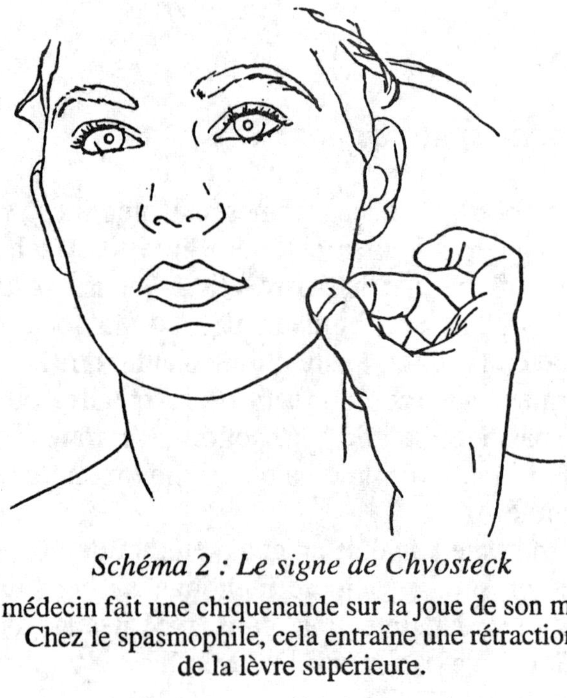

Schéma 2 : Le signe de Chvosteck

Le médecin fait une chiquenaude sur la joue de son malade.
Chez le spasmophile, cela entraîne une rétraction
de la lèvre supérieure.

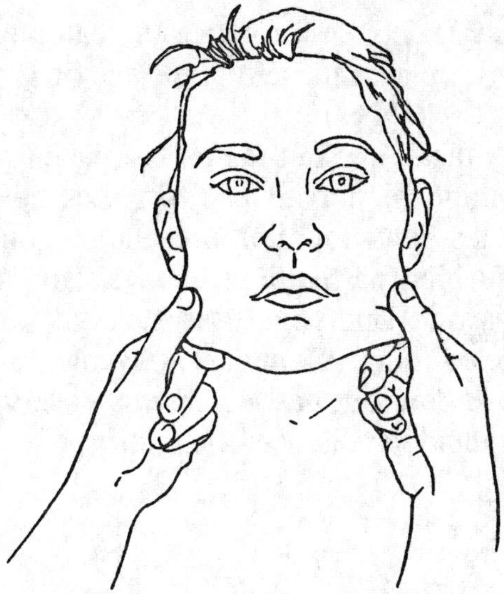

Schéma 3 : Le signe de l'élasticité des joues.

Chez les spasmophiles, la peau de la joue est extrêmement élastique.

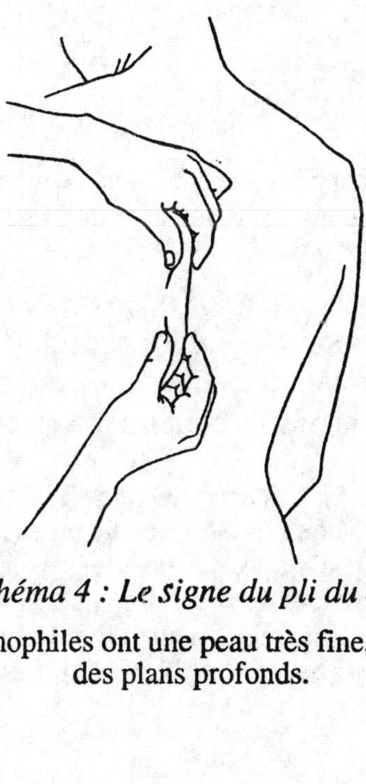

Schéma 4 : Le signe du pli du dos.

Les spasmophiles ont une peau très fine, décollable des plans profonds.

fonds (schéma 3). Lorsqu'on pince la peau du dos avec les deux mains, on peut former un pli très fin (schéma 4).

Paul Valéry disait que la peau est l'organe le plus profond de l'homme. Il n'avait pas tort. Les névrotiques, les anxieux, les spasmophiles présentent pour la plupart une peau bien particulière, caractéristique, jamais décrite auparavant. Une peau lisse avec une tendance à créer des rides qui sillonnent souvent de manière concentrique le pourtour des lèvres, et s'observent particulièrement quand le malade siffle (schéma 5).

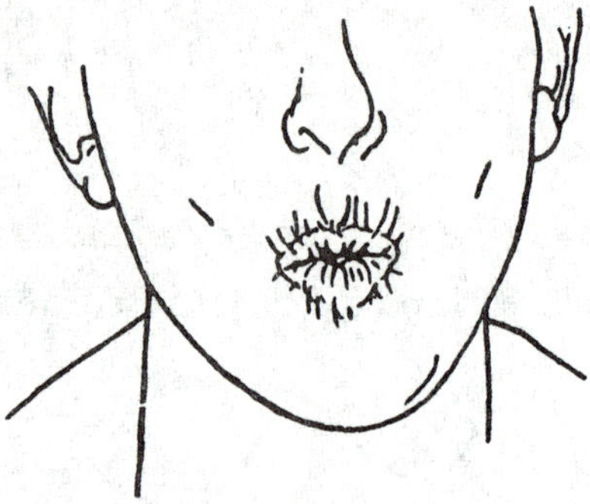

Schéma 5.

Chez les spasmophiles, il est fréquent de rencontrer des rides concentriques sur les lèvres, même chez l'enfant.

L'aspect de la peau d'une personne spasmophile adulte est à rapprocher de l'aspect de la peau d'un enfant allaité au lait de vache, chez qui on l'observe une translucidité, une pâleur et des cernes sous les yeux [1].

1. La peau et le système nerveux sont deux organes très proches l'un de l'autre. Ils dérivent tous deux du même feuillet embryologique, l'ectoblaste. Le bon sens populaire connaît bien l'action du système nerveux sur les maladies dermatologiques : eczéma, psoriasis, urticaire. Chacun se souvient de la reine Marie-Antoinette dont les cheveux nt blanchi en l'espace de deux nuits

En voyageant, l'on apprend considérablement. Lors d'un récent séjour au Japon, j'ai été invité à donner une conférence dans la section neuropsychiatrique de l'hôpital des femmes de Tokyo. A cette occasion, le professeur Tanaka, une femme de grand talent, neuropsychiatre, m'a présenté quatre malades. L'une d'elles, âgée de 28 ans, était traitée pour une dépression nerveuse avec antidépresseurs et anxiolytiques depuis environ 9 ans.

Cette jeune femme, mariée et sans enfant, décrivait tous les signes d'une spasmophilie : fourmillements dans les mains, fatigue, hypotension. Elle avait ce signe évocateur de Chvosteck, et sur le pourtour de la bouche des ridules caractéristiques.

En réponse à mes questions, elle me signala qu'elle n'avait pas été allaitée, qu'elle mangeait beaucoup de fromage pour lutter contre la fatigue et qu'elle souffrait de douleurs du sein gauche. L'intolérance typique aux produits laitiers. Cela ne m'étonnait guère. En France, en Europe, aux Etats-Unis, ces cas sont courants. Le professeur Tanaka n'avait jamais entendu parler de cette pathologie. Elle ignorait l'existence du signe de Chvosteck.

Or, au Japon, la population normale ne consomme pratiquement aucun laitage, excepté de temps à autre un flan aux herbes. Cela ne fit que conforter mon idée profonde sur la relation entre spasmophilie et intoxication aux produits laitiers.

En supprimant les laitages chez la femme spasmo-

---

lorsqu'elle a su qu'elle serait bientôt décapitée. Mais la médecine a peu étudié jusqu'à présent l'aspect normal de la peau en fonction de la structure psychique de la personne. Ce sujet, sur lequel je travaille, m'a conduit en partie à conclure que cancer du sein et laitages étaient liés dans bon nombre de cas.

phile, j'ai pu obtenir des résultats inespérés. Toutes ces patientes, heureuses du résultat obtenu, m'ont confié par la suite leurs autres problèmes de santé.

Au fil du temps, j'ai vu disparaître chez elles des pathologies qui en apparence n'avaient rien à voir avec la consommation des laitages. Non seulement les signes nerveux, anxiété, fatigue, fourmillements dans les mains, mais aussi migraines, allergies, intolérance au soleil, constipation, diarrhée et surtout douleurs des seins.

d) Les autres signes d'intolérance aux laitages

* *Les migraines*

Ces douleurs insupportables et imprévisibles affectent des millions d'individus en France, et surtout les femmes.

Certaines migraines ont une origine bien déterminée, mais la plupart demeurent parfaitement inexplicables.

Leur traitement reste très difficile et aléatoire, et malgré les nouvelles molécules certaines sont impossibles à soulager.

Supprimer le lait chez les spasmophiles migraineux permet une amélioration considérable après plusieurs semaines de régime.

Partant de cette constatation simple, j'ai pu proposer aux malades, hommes et femmes, qui consultaient pour des migraines l'élimination des laitages pendant 4 mois minimum. Cette méthode n'a pas entraîné des rémissions dans tous les cas, loin s'en faut. Cependant, tous ceux et toutes celles qui souffraient de migraines et dont la peau était très fine étaient soit soulagés, soit guéris. Je notais là aussi le caractère particulier de leur peau : fine, translucide, élastique.

A titre d'exemple, voici l'observation d'une de mes

malades âgée de 29 ans, souffrant de migraines et dont la peau extrêmement fine évoquait une intolérance aux produits laitiers.

« Née en mai 1964, en Isère, j'ai été allaitée pendant deux mois par ma mère. A la fin de la maternelle, où j'étais entrée en avance, je n'avais pas encore choisi une main d'écriture.

« Du coup, pendant un an, je suis allée chez ma voisine (ancienne institutrice) qui me faisait faire des pages d'écriture de la main droite, avec une gaze scotchée sur l'œil gauche (qui travaillait trop par rapport à l'œil droit). J'ai ensuite suivi une scolarité normale. Avec cependant de grosses difficultés en orthographe et grammaire, que je n'ai jamais résolues.

« Enfant, je pense que je souffrais déjà de migraines ophtalmiques, mais on ne savait pas ce que c'était. Mon généraliste se contentait de me remettre les cervicales en place.

« Par contre, je peux décrire plus précisément les migraines dont je souffre depuis l'âge adulte.

« Je commence à percevoir le monde qui m'entoure de manière très lumineuse, comme si je regardais la télévision en mettant trop de contraste. Puis je sens comme une montée de pression du cœur. J'ai le sentiment qu'il bat très vite. Ensuite, je vois comme des millions de petites étoiles blanches qui défilent devant mes yeux. Cela peut durer 5 minutes environ.

« Puis mon champ de vision diminue, je ne vois plus que la moitié des choses, l'autre restant dans l'ombre. C'est très impressionnant car on éprouve toujours dans ces moments-là le sentiment qu'on va devenir aveugle. Cela dure entre 5 et 10 minutes.

« Ensuite, je sens des fourmillements dans le bout des doigts, le bout du nez, la langue et les lèvres. C'est très désagréable, je me mets à bégayer et zozoter. J'ai même du mal à raisonner logiquement. 10 minutes environ.

« Ce n'est qu'alors, après une courte phase où il ne se passe plus rien, que je commence à avoir mal à la tête. Ce sont des maux très violents accompagnés de fortes nausées où de toutes les façons, mon estomac se vide. Il est rempli d'acide.

« On n'a qu'une envie dans ces moments-là : dormir pour oublier la douleur et rester dans le noir.

« Dans tous les cas, si je ne prends pas de médicaments dès les premiers symptômes (avant même les petites étoiles), je sais que je ne peux plus rien faire contre ce cycle infernal.

« Après ces périodes de crise (j'avais des migraines plusieurs fois par semaine), j'ai essayé de diminuer très fortement ma consommation de laitages. (J'adorais cela, et en mangeais en très forte quantité.)

« Depuis, mes migraines ont disparu à 90 % et encore, la dernière s'est déclenchée quelques heures après avoir dégusté... des moules à la crème. »

* *L'urticaire au soleil*

L'urticaire au soleil peut également constituer une manifestation cutanée de l'intolérance aux laitages. L'explication scientifique en est difficile à donner. Sans doute la peau très fine est-elle plus sensible aux rayonnements solaires.

L'urticaire se manifeste par des petits boutons et des rougeurs sur les parties découvertes, exposées au soleil. Les dermatologues sont, pour la plupart, bien démunis devant cette affection de plus en plus fréquente.

Un cas m'a particulièrement intéressé, celui d'un homme de 35 ans, venu pour des troubles cutanés sous forme de rougeurs n'apparaissant qu'au visage.

Il avait consulté bon nombre de dermatologues. En effet, ce cadre commercial dans une entreprise avait besoin d'un physique de jeune premier pour conclure ses affaires et était gêné par son visage flamboyant.

Malheureusement, il n'avait trouvé aucun remède. Chez lui aussi, la peau était extrêmement fine, élastique et, à l'interrogatoire, il me signalait ne pas avoir été allaité par sa mère. Encore une fois, je proposai l'éviction des laitages avec succès. Les plaques rouges disparurent presque totalement.

* *Les douleurs des seins*

La disparition des douleurs des seins a été le fait le plus étonnant que j'observai chez les femmes spasmophiles que je traitais par un régime sans laitages.

Ces douleurs sont banales. Souvent la jeune fille ou la femme s'en plaint juste avant les règles. Mais il y a douleur et douleur. Certaines sont si violentes que la femme en est extrêmement perturbée, au point qu'elle ne peut plus se laver. Le seul fait de toucher la peau du sein devient insupportable. Lors de ces périodes, fluctuantes dans le cycle, le sein devient inflammatoire, chaud, œdémateux.

Les gynécologues connaissent bien ce genre de symptôme et ne disposent que de thérapeutiques palliatives : les anti-inflammatoires et les hormones. Aujourd'hui, les laboratoires fabriquent des gels à base de progestérone qui atténuent ces douleurs.

La première femme qui m'ait signalé la disparition de ses douleurs mammaires (mastodynies) venait du Puy. Elle était spasmophile. C'était il y a 5 ans environ. A ma demande elle supprima le lait de son alimentation et vit disparaître des douleurs des seins intolérables qui dataient de nombreuses années.

Depuis, j'ai examiné systématiquement les femmes qui me consultaient en les questionnant sur leurs seins. Là aussi, j'ai pu remarquer des choses intéressantes. Les femmes qui souffrent de mastodynies ont généralement une peau très fine, translucide, élastique et sont grandes consommatrices de laitages. Chez elles, le seul fait de supprimer les laitages de leur alimentation améliore leur état environ 2 à 3 mois plus tard. Il faut être patient et leur expliquer qu'il est nécessaire d'attendre jusque-là.

Ermeline est âgée aujourd'hui de 18 ans. Quand sa mère me l'a amenée, il y a environ 3 ans, cette jeune fille souffrait de troubles variés :

– un syndrome prémenstruel important : sur des cycles de 35 jours apparaissaient dès le vingtième jour des gonflements mammaires importants, avec mastodynies, qui s'estompaient 3 à 4 jours après le début des règles ;

– diarrhées, et nausées pendant la seconde partie du cycle ;

– conjonctivite et rhinorrhée.

Tous ces troubles gâchaient l'adolescence de cette jeune fille, lui causant gêne et embarras dans sa vie quotidienne et ses activités sportives.

A l'interrogatoire, j'appris que son grand-père maternel souffrait souvent d'allergie cutanée. Sa mère, elle, avait depuis l'enfance de l'eczéma atopique, et se souvenait d'une allergie aux graminées développée durant sa grossesse.

Ermeline n'a pas été allaitée, et durant toute la période « biberons » a souffert de divers troubles digestifs : rejets, diarrhées, et même une gastro-entérite à 4 mois.

Mais, dès l'introduction d'autres aliments, ses troubles ont diminué.

Pour moi, une intolérance aux laitages était évidente,

et je conseillai à cette jeune fille de ne plus consommer de produit lacté.

Pendant les trois mois qui ont suivi, Ermeline a pu constater la diminution puis la disparition de tous ses troubles. Une seule fois, elle m'a avoué avoir repris du fromage, et avoir vu réapparaître conjonctivite et rhinorrhée.

Devant plusieurs observations de ce type, j'ai alors supposé que le lait et ses dérivés provoquaient des réactions de type immunitaire au niveau de la glande mammaire ainsi qu'une inflammation et des douleurs. Cela ne m'apparaissait pas illogique. Je n'étais pas allé plus loin.

Voilà ce que j'avais découvert en plusieurs années sur l'intolérance aux laitages. Chaque jour m'en apprenait davantage, et me confortait dans mon nouveau savoir. Dans les cours que je prodiguais en France et à l'étranger, je parlais longuement des intolérances aux laitages à mes confrères :

« L'intolérance aux laitages peut provoquer des troubles divers :

– angines, rhinopharyngites, otites,
– fatigue,
– asthme,
– eczéma,
– allergies,
– urticaire au soleil,
– migraine,
– spasmophilie,
– douleurs des seins et mastose chez la femme.

« Ces intolérances s'observent le plus souvent chez ceux ou celles qui n'ont pas été allaités par leur mère ou dont l'allaitement a été partiel. »

Enfin, je décrivais la personne intolérante aux laitages, à la peau fine, translucide, élastique, et insistais sur le rapport entre spasmophilie et intolérance.

Et devant mes confrères souvent ahuris et parfois scandalisés, je répétais le même discours au Danemark, en Norvège, en Suède, en Espagne, au Japon, partout où j'allais.

Jamais, durant mes pérégrinations intérieures, je n'étais allé plus avant. Pendant cinq ans, je suis resté bloqué sur cette idée, sans doute parce qu'il existe dans la tête de chacun des barrières, et que même si la vérité est criante, on ne veut pas l'admettre. Mais un jour, le hasard vint en quelque sorte à ma rencontre...

DEUXIÈME PARTIE

DES LAITAGES AU CANCER DU SEIN

1

UN CAS EXTRAORDINAIRE

Dans la vie d'un homme, il est des rencontres particulières qui laissent pour la vie entière une trace indélébile. Ainsi, certaines personnes vous marquent de leur empreinte.

Il en est de même pour un médecin. Nous autres praticiens passons la moitié de notre vie enfermés dans notre cabinet. Nous rentrons le soir fatigués, tantôt heureux des résultats obtenus, tantôt déprimés d'avoir croisé tant de misère humaine.

Lors d'une journée de consultation défilent des malades de toute sorte : des timides, des pleutres, des lâches, des fanfarons, des courageux, mais rarement des êtres exceptionnels.

Je les appelle « les princes », ceux ou celles qui sortent des normes, et dont les réactions sont belles, tant elles sont imprévisibles. Celles ou ceux dont l'essentiel est invisible pour les yeux.

Ce jour-là, c'était une princesse que j'allais rencontrer.

Quand elle entra dans ma salle de consultation, ce petit bout de femme me regardait les yeux grands ouverts du haut de son mètre cinquante. Mince, menue, elle s'est assise avec distinction. Après les présentations d'usage, je lui demandai :

« En deux mots, dites-moi de quoi vous souffrez.

– D'un cancer du sein !

Je levai le nez de ma feuille :

– Racontez-moi. »

Elle s'exprima avec tact et politesse. Sans aucune plainte, elle décrivit ses maux comme s'ils étaient ceux d'autrui.

L'histoire avait commencé en 1985. Elle avait 27 ans. Son gynécologue avait découvert une grave tumeur du sein gauche dans le quart supéro-externe. Il l'avait aussitôt adressée à un chirurgien qui, en pratiquant l'ablation du sein, avait malheureusement constaté que de nombreux ganglions sous le bras étaient eux aussi contaminés.

Après l'opération, elle suivit des cures de chimiothérapie et une radiothérapie et consulta régulièrement son cancérologue. Jusqu'en 1991, tout semblait aller pour le mieux. En juin 1992, elle souffrit d'une sciatique ; son médecin de famille lui prescrivit des radiographies simples, qui mirent en évidence une colonne vertébrale lombaire normale. Le médecin lui administra donc des anti-inflammatoires, selon l'usage en vigueur. Les douleurs ne cédant pas, Christine consulta de nouveau son cancérologue. Il lui fit part de ses craintes et lui conseilla de subir un scanner. Cet examen permet de dépister sur les os des lésions qui peuvent passer inaperçues sur des radios simples.

Le scanner révéla des lésions patentes (métastases) au niveau de la 6e et 7e vertèbre cervicale, de la 1re, 3e et 5e vertèbre lombaire. Christine subit une nouvelle série de traitement par les rayons. Un mois plus tard, conseillée par son infirmière, elle prit contact avec moi.

Cette femme m'a raconté toute son histoire sans sourciller. Sa formation d'ingénieur lui a enseigné la précision, la concision. Elle m'expose les faits d'une manière brutale.

« J'aimerais que vous m'aidiez. »

Armé de mon bon sens, et surtout de ma bonne volonté, je la prends donc en main. Elle subit sa radiothérapie, et des injections de ciment dans les vertèbres pour consolider les os atteints.

Toutes les semaines, je vérifie son état général. Chaque consultation est un apprentissage dont je retire beaucoup plus sans doute que je ne peux donner à cette femme exceptionnelle.

Après trois mois de traitement, nous avons une mauvaise nouvelle : il existe des métastases pulmonaires et hépatiques. Sa respiration devient de plus en plus difficile. Un traitement à la cortisone est institué, suivi d'une chimiothérapie. Les signes respiratoires s'améliorent peu à peu. Aujourd'hui, Christine va mieux. A l'heure où j'écris, elle est partie se reposer quelques jours à la campagne, avec son mari et ses deux enfants de 8 et 9 ans.

Un an environ s'est écoulé depuis que j'ai fait sa connaissance. Pas une journée ne passe sans que je pense à elle. Certains cas sont plus douloureux que d'autres. Lorsqu'une maladie grave frappe une personne en pleine force de l'âge, le médecin est souvent ému en son for intérieur, mais par pudeur, il discute peu, de peur d'aborder des thèmes aussi terribles que la mort.

Christine, elle, a pris sa vie en charge. Elle sait que son cas est gravissime, et souvent nous en avons parlé. Au cours de nos conversations, nous avons abordé tous les sujets : la vie, la mort, Dieu. Elle ne se replie pas sur elle-même mais préfère s'ouvrir au monde extérieur. Elle refuse tout traitement antidépresseur, tout tranquillisant. Elle se bat.

Un jour, alors qu'elle était couchée sur ma table d'examen, et que je palpais son abdomen distendu par un épanchement, je la questionnais sur sa vie passée. Son histoire peut paraître banale. Pour moi, ce fut une révélation.

Christine est née dans une famille unie. Elle est l'aînée de cinq filles. Ses quatre sœurs sont toutes en bonne santé.

Après un baccalauréat passé brillamment, elle suit des études de sciences, se marie, a deux enfants. C'est en 1985, à l'âge de 27 ans, qu'apparaît une boule au sein. Christine n'a jamais pris de médicaments, elle n'a jamais utilisé la pilule, et n'a jamais été vraiment malade.

Enfant, elle était fluette, et souffrait souvent d'angines. Elle pratique le sport, ne fume pas, ne boit pas. Dans sa famille, personne, ni sa mère ni ses tantes, n'a développé de cancer du sein. Rien ne peut donc en apparence expliquer la survenue de cette terrible maladie.

Ayant sans doute plus de temps que d'habitude, j'ai l'idée de la questionner sur ses parents. En effet, les chocs affectifs favorisent l'apparition d'un cancer. En lui posant cette question, je lui tends une perche.

« Mon père était gai et bon pour nous, me répond-elle. C'est un esprit ouvert qui nous a beaucoup apporté.

– Non..., rien de ce côté-là, pensai-je.

Plus peut-être par politesse que par intérêt, je la questionne encore :

– Que faisait votre père ?

– Il dirigeait une laiterie. »

Tout à coup mes idées s'entrechoquèrent. Le temps s'arrêta, le temps n'existait plus. Je dus rester silencieux un bon moment, car Christine m'interpella :

« Vous pensez à quelque chose ? »

Bien sûr, je pensais à quelque chose. Comment n'y avais-je pas pensé plus tôt ! Cela me semblait si évident !

Le cancer du sein se développe plusieurs années avant d'apparaître. Plus de huit années s'écoulent entre la naissance de la première cellule cancéreuse et le moment où une tumeur, de quelques millimètres, est palpable par le médecin. Le cancer, qui survient plus volontiers chez des femmes souffrant de douleurs des seins ou de mastoses, ne serait-il pas provoqué par une intolérance alimentaire aux laitages ?

Après quelques minutes de réflexion, je lui posai deux dernières questions :

« Vos parents vous ont-ils nourri avec beaucoup de produits à base de lait ?

– Mon père nous rapportait toujours beaucoup de yaourts à la maison. J'en prenais souvent six par jour.

– Votre mère vous a-t-elle allaitée ?

– Non, ma mère avait eu un abcès au sein, et ne m'a jamais allaitée ! »

Quand Christine sortit de mon cabinet, j'étais pensif. Les idées allaient et venaient. Je ne songeais plus qu'à cette hypothèse : le cancer du sein est-il provoqué, dans bien des cas, par une intolérance aux laitages ?

J'essayais d'ordonner mes pensées. Comment et pourquoi personne n'y avait-il pensé auparavant ? La dernière pièce d'un puzzle semblait pourtant mise en place. Il me fallait aller plus loin et tâcher d'infirmer ou de confirmer cette hypothèse de travail. Sans doute plusieurs années seront-elles nécessaires. Ainsi que je le disais dans le premier chapitre, les nouvelles nuisances de la société sont si nombreuses qu'on peut toujours spéculer sur la toxicité d'un produit.

Il m'est donc impossible aujourd'hui de relier de manière formelle intolérance aux laitages et cancer du sein. Une fois ce livre publié, j'espère que des laboratoires, des centres de recherches tâcheront, par des études, de critiquer ma démarche et de la prolonger.

Aujourd'hui, j'avance une hypothèse en l'étayant le mieux possible. Je ferai comme Démocrite qui enseignait qu'on peut tout concevoir et découvrir par la pensée.

Dans un premier temps, je relus toute la littérature actuelle sur le cancer du sein, son épidémiologie, et son traitement. Puis je pris mon bâton de pèlerin, et allai frapper à la porte des hôpitaux pour interroger les femmes atteintes de cancer du sein. Là, je me heurtai souvent à la réticence, voire à l'esprit réfractaire de certains cancérologues. D'autres, à qui j'exposai mon idée, m'accueillirent avec courtoisie, et m'autorisèrent à interroger les patientes sur leur alimentation. Durant mes vacances, je parcourus les villages du Poitou et les petites villes de Touraine, en demandant aux pharmaciens s'ils connaissaient des femmes susceptibles de me répondre.

Je serais ingrat si je ne disais pas l'entière vérité. J'ai été largement aidé dans ce travail par Mme Valérie Bachellier qui s'est déplacée, elle aussi, dans les hôpitaux, et dont l'efficacité pour obtenir des renseignements s'est avérée tout à fait étonnante.

Parallèlement, j'écrivis à la F.A.O. [1], à l'O.M.S. [2], et aux différentes ambassades pour connaître la consom-

1. F.A.O. : Food and Agriculture Organization of the United Nations.

2. O.M.S. : Organisation mondiale de la santé.

mation de lait dans les différents pays. Là encore, je me heurtai à des difficultés. Les chiffres ne s'obtiennent pas aisément, le service des ambassades n'est pas gratuit.

Une étude n'est jamais simple et ne se mène pas sans ténacité. C'est donc à force de démarches, de courriers, de discussions avec des professionnels que j'ai pu obtenir des renseignements et répondre à plusieurs questions :

– Existe-t-il dans chaque pays une corrélation entre la consommation de laitages et les cancers du sein ?

– Le cancer de la mamelle existe-t-il chez l'animal sauvage ?

– Qu'en est-il de l'allaitement maternel ?

– Les femmes qui souffrent de cancer du sein présentent-elles d'autres signes d'intolérance aux laitages ?

– Y aurait-il un test biologique pour dépister une intolérance aux produits laitiers ?

C'est en fonction de ces cinq questions qu'il est possible de donner un ensemble d'arguments aptes à étayer une hypothèse.

Une réponse affirmative à une ou deux seulement de ces questions ne permet pas d'avoir une idée fondée sur le sujet. C'est l'ensemble des réponses, si elles vont dans le même sens, qui va forger l'intime conviction, comme celle d'un juge d'instruction. Quand un enfant a mal au ventre, cela ne veut pas forcément dire qu'il a mangé du chocolat. En revanche, s'il a du chocolat sur la bouche, que la tablette a disparu et qu'il se plaint de douleurs abdominales, nous disposons d'un faisceau d'arguments qui laissent légitimement penser qu'il a mangé cette tablette de chocolat manquante.

Cette étude se conçoit de la sorte : il s'agit de mettre au jour plusieurs indices concordants.

Mais avant d'aller plus loin, il convient de comparer la composition du lait de vache à celle du lait humain afin de comprendre sa toxicité potentielle.

2

LE LAIT, UN ALIMENT COMPLEXE

1. COMPOSITION DU LAIT

Le lait de femme et le lait de vache n'ont pas la même composition chimique. Les besoins du veau diffèrent de ceux du bébé. Le veau va devenir adulte en trois ans, l'enfant en vingt ans. De plus, le veau n'aura pas la même activité que l'homme, et il est fort probable que le lait de la femme contienne des substances permettant au cerveau de l'enfant de se développer plus harmonieusement.

Le lait, humain ou non, contient plusieurs éléments différents : protéines, substances azotées non-protéiques, lipides, glucides, sels minéraux, vitamines.

1) LES PROTÉINES

Les protéines sont des substances complexes propres à chacun, fabriquées différemment selon les personnes, les races et le code génétique. Autant dire leur importance pour la tolérance au lait.

Souvent le nourrisson manifestera une intolérance à certaines protéines de lait de vache et notamment à la béta-lactoglobuline, qui détient le plus haut potentiel immunologique. C'est elle qui est responsable, avec l'albumine, des micro-saignements intestinaux qui se manifestent chez bon nombre de bébés de moins de 6 mois nourris au lait de vache.

Le rôle des protéines est multiple : nutritif certes, mais aussi anti-infectieux, car fondamental dans les défenses immunitaires de l'enfant. Les protéines exercent également une action dans l'absorption du fer et prémunissent contre l'anémie. Bien que le contenu en fer soit équivalent dans les laits de vache ou humain, le fer est nettement mieux absorbé par le nourrisson dans le lait humain. Cela explique les fréquentes anémies chez les enfants nourris au lait de vache.

2) LES LIPIDES

Ils forment environ la moitié du pouvoir calorifique du lait et existent en quantité à peu près égale dans le lait de vache et le lait maternel. Cependant, la quantité de lipides du lait humain varie en fonction de l'alimentation de la femme et de la tétée.

Si la teneur en protéines dans le lait humain est relativement stable quelle que soit l'alimentation de la mère, la teneur en graisse peut varier de 45 à 50 grammes/litre dans les pays à niveau de vie élevé, à 11 grammes/litre pour des mères de contrées défavorisées.

Les principales différences entre les lipides du lait humain et ceux du lait de vache se situent au niveau de la composition en acides gras, de leur teneur en cholestérol et en phospholipides, et de leur digestibilité.

Les lipides du lait humain sont absorbés à plus de 90 % dès la naissance. En revanche, durant la première semaine de vie, seulement 60 % des lipides du lait de vache sont absorbés.

D'autre part, la pasteurisation du lait de vache détruit certains enzymes comme la lipase, ce qui est préjudiciable à la tolérance du lait par le bébé.

3) LES GLUCIDES

Les glucides totaux du lait de femme sont plus abondants (70 g/l) que ceux du lait de vache (50 g/l). On distingue le lactose et les oligosaccharides.

* *Le lactose*

Il représente environ 90 % des glucides du lait, contribue à l'apport énergétique du nourrisson et constitue une source rapide de galactose, substance importante pour le développement du système nerveux.

Le lactose du lait humain contribue à l'établissement de l'acidité des selles du nouveau-né allaité. Un tel milieu ne permet pas le développement des *escherichia coli* [1] et prémunit contre la gastro-entérite. Le lactose du lait de vache ne possède pas ces propriétés.

* *Les oligosaccharides*

Les oligosaccharides stimulent la croissance du *lactobacillus bifidus* dans l'intestin des nouveau-nés, et empêchent la prolifération de plusieurs gènes pathogènes. Le facteur *bifidus* du lait de vache est 40 fois moins actif que celui du lait humain. Son rôle est alors pratiquement nul.

4) LES SELS MINÉRAUX

La teneur en minéraux du lait de femme est environ 4 fois supérieure à celle du lait de vache. L'analyse de la composition minérale des laits ne peut pas être uniquement quantitative. En effet, les minéraux du lait humain sont mieux absorbés que ceux du lait de vache.

* *Calcium et phosphore*

Le lait de vache contient 3 fois plus de calcium et 8 fois plus de phosphore que le lait humain. Cette pauvreté en calcium du lait de femme n'a aucun inconvénient car les besoins du bébé sont largement comblés ; en revanche, la haute teneur en phosphore du

1. Bactéries pathogènes.

lait de vache peut être préjudiciable pour l'enfant, en diminuant l'absorption de calcium.

Selon certaines études, le phosphore pourrait provoquer des tétanies hypocalcémiques durant les premières années de la vie.

* *Fer*

Le lait de vache contient très peu de fer. De plus, il a tendance à provoquer des anémies pour différentes raisons. Certaines études ont relevé que parmi les bébés nourris au lait de vache, 59 % souffraient d'anémie et 33 % d'une carence en fer. Le lait de vache est responsable de micro-saignements intestinaux chez l'enfant : 44 % à 4 mois, 27 % à 8 mois. La carence en fer du lait de vache, les saignements intestinaux seraient à l'origine des anémies de l'enfant.

* *Les autres sels minéraux*

Sodium, potassium, chlore, zinc, cuivre, fluor, sont retrouvés dans les différents laits.

5) LES VITAMINES

La teneur en vitamines est différente dans le lait humain et le lait de vache.

Il semble que le lait humain apporte à l'enfant les rations nécessaires en vitamines C et D indispensables à la croissance.

2. L'ALLAITEMENT ET SON INFLUENCE

L'allaitement au sein joue un rôle fondamental dans la prévention des cancers. Il diminue non seulement le risque de cancers chez la femme qui allaite, mais aussi le risque d'intolérance aux laitages chez la fille qui est allaitée.

Dans ma pratique quotidienne, sans avoir eu besoin d'élaborer des statistiques précises, j'ai constaté que la plupart des intolérances aux laitages se retrouvent chez des enfants qui n'avaient pas ou peu été allaités.

Ce phénomène est dû à la particularité des défenses immunitaires de l'être humain. Il existe un organe chez l'enfant, le thymus, qui joue un rôle primordial dans les défenses immunitaires et n'est actif que dans les premières semaines de la vie. Aussi l'introduction précoce des protéines de lait de vache augmente-t-elle d'une manière évidente le risque de développer une hypersensibilité à ces protéines, et ce toute la vie durant.

1) PETIT HISTORIQUE DE L'ALLAITEMENT

Bien que l'allaitement au sein constitue la meilleure technique de nutrition, l'Occident développé a connu depuis le début du siècle un changement radical des mentalités.

a) *Jusqu'en 1900*, l'allaitement maternel est quasiment la seule façon de nourrir un enfant. Quand la mère n'est pas capable d'allaiter pour des raisons médicales, l'enfant est confié à une nourrice, et ce n'est qu'en dernier lieu qu'on pratique l'allaitement au biberon.

b) *Entre 1900 et 1960*, on constate une baisse de l'allaitement maternel, due aux progrès techniques qui ont favorisé son déclin :

– l'apparition de l'eau potable,

– les possibilités de réfrigération et de mise en conserve,

– la pasteurisation du lait,

– la fabrication des biberons et tétines,

– l'urbanisation et le travail de la femme, qui n'a plus le temps d'allaiter,

– l'avènement des crèches et des garderies d'enfants,

– la publicité pour les laitages · en France, le lait Guigoz a fait un « tabac ». C'est l'association de deux images : un beau bébé et la marque du lait,

– les cadeaux publicitaires dans les maternités,

– l'avènement de la société esthétique. La femme a peur d'abîmer sa poitrine en allaitant,

– le mouvement d'émancipation de la femme.

c) *De 1960 à nos jours*, recrudescence de l'allaitement maternel : partout, dans les sociétés occidentales, on assiste à un nouvel engouement en sa faveur. C'est le retour aux sources de la nature.

Vers 1960, certains groupes prônent l'allaitement maternel, précédant de beaucoup la reconnaissance médicale de l'allaitement au sein. Il faut attendre les années 1970 pour qu'enfin le corps médical recommande cette pratique. Emboîtant le pas aux recommandations de l'Organisation mondiale de la santé, en 1981, les firmes pharmaceutiques présentent maintenant l'allaitement naturel comme premier choix pour le nourrisson.

La fréquence d'allaitement dans les pays occidentaux a de nouveau augmenté.

En France, elle passe de 43,6 % en 1976 à 53,7 % en 1991.

En Suède, elle augmente progressivement : 45 % en 1975, 73 % en 1981 et 94 % en 1989.

Certains pays présentent cependant des disparités provinciales importantes. C'est le cas du Canada.

Le Québec se classe au dernier rang en 1963 (19 %) et à l'avant-dernier rang en 1982. C'est aussi la province où les mères sèvrent leur enfant le plus tôt. En 1979, la situation décrite pour le Québec permet d'observer des disparités régionales. Les taux varient de 25,3 % (Bas-Saint-Laurent – Gaspésie) à 53 % (cantons de l'Est).

D'une manière générale, il existe une relation inverse entre la situation économique et la fréquence de l'allaitement maternel, ainsi qu'une différence nette entre les villes et les campagnes, où il est plus répandu.

En somme, plus un pays est pauvre, mieux les enfants sont allaités. Dans les pays pauvres, c'est en ville que l'on allaite le moins.

Curieusement, le cancer du sein se développe plus en ville qu'à la campagne, et plus dans les pays riches. Mais n'en tirons pas pour autant de conclusions trop hâtives.

2) LE BON ALLAITEMENT

Un bon allaitement est complet, total, et se fait au sein le plus longtemps possible, six mois ou plus. Il n'existe rien de mieux pour l'enfant que le lait de sa mère. Il contient en effet les substances utiles à l'enfant et, chose extraordinaire, change de composition en fonction de la durée de l'allaitement. Aussi l'enfant trouve-t-il tout ce dont il a besoin dans une alimentation exclusivement au sein. En outre, le lait humain possède des propriétés qu'on ne retrouve pas dans le lait de vache.

a) Effet antibactérien

Le lait humain contient des immunoglobulines dont l'activité contre les entérobactéries prévient les gastro-entérites et diminue le risque d'infection.

b) Effet antiviral

– Dowham, dans un travail entrepris lors d'une épidémie de bronchiolite aiguë virale, survenue dans une garderie, a montré que 8 bébés allaités sur 115 ont dû être hospitalisés, par rapport à 46 sur 167 chez les bébés alimentés au biberon.

– Les otites moyennes s'observent rarement chez les enfants totalement allaités au sein, grâce aux anticorps présents dans le lait humain.

– Enfin, selon une étude canadienne, les bébés allaités sont également protégés du mystérieux syndrome de « mort subite du nourrisson », qui frappe un bébé sur 200 000.

c) Propriétés antiallergiques

Certaines statistiques montrent qu'avec la diminution du taux d'allaitement maternel, la fréquence des allergies (eczéma, asthme, rhume des foins) a été multipliée par 10.

3) LE MAUVAIS ALLAITEMENT

L'intolérance au lait de vache est sans aucun doute favorisée par l'absorption prématurée de ce lait par le nourrisson. Certaines femmes croient allaiter complètement leur enfant, et pourtant, dès le premier jour, l'équipe soignante lui administre du lait de vache.

Dans la majorité des maternités occidentales, les puéricultrices ne réveillent pas les mamans lorsque l'enfant pleure, et elles le retirent de la chambre de la mère durant la nuit. A minuit, chaque nouveau-né a droit à son biberon de lait, certes maternisé, mais lait de vache tout de même.

C'est probablement à l'occasion de ces biberons de nuit que le bébé va s'immuniser contre la protéine du lait de vache.

Autre cause d'apparition des intolérances au lait, l'allaitement trop court. En France, la législation est, à mon avis, tout à fait insuffisante. La femme qui travaille a droit à 3 mois de repos après l'accouchement. Ce qui équivaut à 2 mois d'allaitement au sein, car les femmes vont calculer un mois de sevrage progressif et alimenter leur enfant de façon partielle au biberon.

Là aussi, mon expérience professionnelle m'a démontré que les enfants mal allaités souffraient nettement plus souvent d'allergies, de troubles respiratoires, etc.

Enfin, plus grave encore : l'absence totale d'allaitement au sein. Très tôt, les problèmes de santé apparaissent : eczéma, angines, rhinopharyngites, otites, etc. Traités aux antibiotiques, ces enfants sont moins résistants que les autres et, de surcroît, se trouvent affaiblis par cette intolérance aux laitages si préjudiciable à leur système nerveux. La preuve en est que chez un bébé nourri avec une préparation commerciale, on peut déjà détecter la présence d'anticorps, anti-protéines de vache.

4) L'ALLAITEMENT DANS LE MONDE ET LE CANCER DU SEIN

a) Les cancers du sein s'observent plus fréquemment chez les femmes qui n'ont pas été allaitées

Nous l'avons dit, l'allaitement est le meilleur moyen de prémunir un enfant contre l'intolérance aux laitages et donc de lui éviter par la suite de développer des maladies inhérentes à cette intolérance. Si le cancer du sein est lié à celle-ci, on devrait noter une faible incidence de ce cancer parmi les populations allaitées et une forte incidence chez celles qui ne le sont pas. Différents exemples viennent corroborer cette hypothèse.

b) Dans tous les pays, l'incidence du cancer est plus importante en ville qu'à la campagne

La France n'échappe pas à ce phénomène. Dans le département du Doubs, l'incidence du cancer est de 73,7 à Besançon et seulement de 39 dans la campagne environnante. Bien sûr le mode de vie, l'alimentation ne sont pas les mêmes en ville et à la campagne, mais ils n'expliquent certainement pas une différence aussi importante.

Cet écart se justifie en partie par une diminution de la pratique d'allaitement en ville occasionnée par le travail de la femme. La femme vivant et travaillant en ville est soumise à des horaires précis lui interdisant d'allaiter. L'allaitement ne peut pas se faire à mi-temps !

Malheureusement, les statistiques sur sa durée en ville et à la campagne n'existent pas, même dans nos pays. Les seuls chiffres précis dont nous disposons sont ceux des femmes qui allaitent à leur sortie de clinique. Au-delà, toutes les données sont discutables.

Une étude sur l'allaitement en ville et à la campagne a été réalisée en Algérie par le docteur Saouli, qui constate la régression de sa durée moyenne en ville. L'Algérie a toujours connu un très fort taux d'allaitement, puisque beaucoup d'Algériennes donnaient le sein jusqu'à 18 mois. Dans la ville d'Alger, la durée moyenne est passée de 11,3 mois en 1970 à 6 mois en 1981.

En Algérie, le taux global de cancer est très bas puisqu'il se situe au-dessous de 10 pour 100 000. Il est vrai que les Algériens consomment très peu de lait.

L'allaitement ne protège pas seulement l'enfant mais aussi sa mère. Ce phénomène est connu depuis longtemps. Déjà en 1700, un médecin italien, le docteur Bernardino Ramazzini, observait que le cancer était plus fréquent chez les religieuses et suggérait qu'allaiter protégerait celle qui donne le sein contre le cancer mammaire. D'où le fameux mot des cruciverbistes : « Le donner c'est le protéger. »

c) *A consommation égale de produits laitiers*, les femmes qui ont été allaitées développent moins de cancers du sein.

L'exemple type est celui des pays scandinaves. Même culture, alimentation sensiblement identique. Cependant, le taux de cancer est différent d'un pays à l'autre.

La Finlande, dont la consommation par habitant de produits laitiers est la plus importante des pays scandinaves, a cependant le taux de cancer le plus faible (52,5 contre 54,8 pour la Norvège et 62,5 pour la Suède). La Finlande a été en matière d'allaitement maternel un pays occidental exemplaire et, malgré la mode des laits en poudre, elle a toujours favorisé, par des lois sur le travail, l'allaitement au sein. C'est le pays européen le plus allaité.

Pays	Incidence du cancer du sein *	Consommation humaine apparente des principaux produits laitiers en 1991 en kg/au/habitant **
Finlande	52,5	440
Norvège	54,8	324
Suède	62,5	387

Comparaison de l'incidence du cancer dans les pays scandinaves

Sources IARC

* « Cancer Incidence in Five continents » Volume IV, N° 120, 1992.

** « L'économie laitière en chiffres », CNIEL, données 1991.

En revanche, la Norvège et la Suède ont suivi la mode du temps entre 1950 et 1970. Durant cette période, en Norvège, seules 30 % des femmes allaitaient jusqu'à 3 mois, 10 % jusqu'à 6 mois. Fort heureusement, à partir de 1975, grâce aux campagnes d'information, le taux d'allaitement a beaucoup augmenté, puisqu'aujourd'hui 75 % des Norvégiennes donnent le sein au moins pendant trois mois.

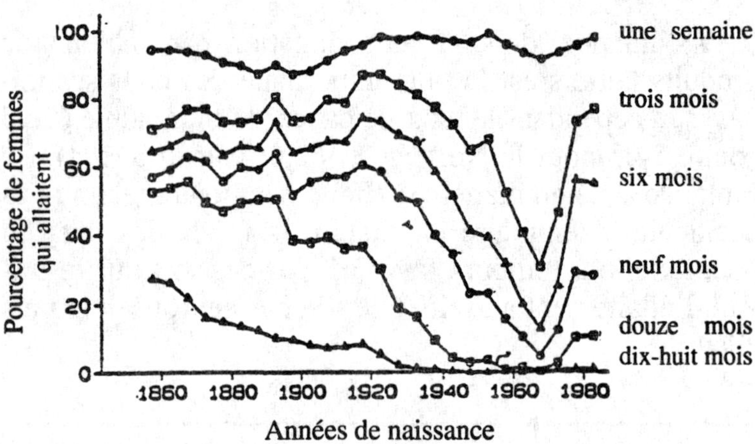

Courbe d'allaitement en Norvège de 1860 à 1980.
Source : Dr Knut Liestal

Ces différences d'allaitement entre la Finlande et ses voisins expliquent sans aucun doute la plus grande immunité des Finlandaises face aux protéines de lait de vache, qu'elles consomment en grande quantité.

d) Le grand boum des cancers est apparu environ trente ans après que les femmes ont moins allaité.

C'est à partir de 1920 environ que l'allaitement au sein a connu en Occident une désaffection progressive, pour atteindre son taux le plus bas vers 1970. 30 ans plus tard, vers 1950, parmi la génération des filles non allaitées, est peu à peu apparue une recrudescence sans précédent des cancers du sein. Les courbes sont totalement inversées.

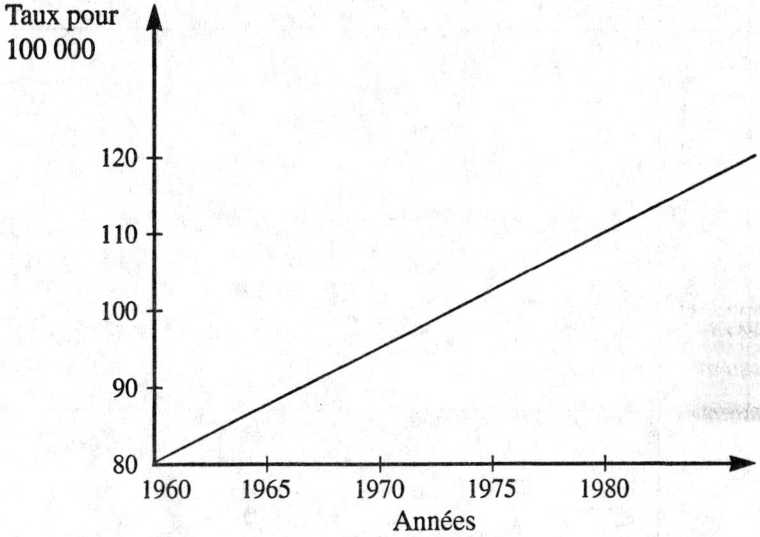

Incidence du cancer du sein pour 100 000 femmes de 30 à 74 ans.

Ce laps de temps de 30 ans est tout à fait évocateur. C'est en effet l'âge auquel la femme commence à courir le risque d'avoir un cancer mammaire.

Incidence du cancer du sein	Pays	Taux d'allaitement			Sources-Années
		1er mois	6e mois	12e mois	
17,4	Chine	70 %	60 %		UNICEF 1990
19,6 *	Ile Maurice	79 %	55 %	40 %	UNICEF 1990
21,35	Inde				
22,4	Japon	72 %	52 %		UNICEF 1990
26,24 *	URSS				
26,4	Koweit	47 %	32 %	12 %	UNICEF 1990
26,7	Costa Rica	61 %	38 %	22 %	UNICEF 1990
30,1	Pologne	32 %	25 %		UNICEF 1990
32,3	Hong Kong		18 %		UNICEF 1990
31,1	Roumanie				
35,7	Portugal	29 %	12 %		UNICEF 1990
37,3	Hongrie	45 %	21 %		UNICEF 1990
39,39 *	Emirats arabes				
42,3	Espagne				
44,92 *	Grèce				
52,5	Finlande		70 %		OMS
53,7	Irlande				
54,8	Norvège				
58,3	Australie				

59,1	Italie				
60,9	France	9 % à 3 mois			UNICEF 1986
61,9	Royaume-Uni				
62,5	Suède	35 % (3 mois)	14 %		UNICEF 1986
64,15	Nouvelle-Zélande				
65,89 *	Autriche				
66,25	Suisse				
66,29	Allemagne				
68,6	Danemark	20 % (3 mois)	Mixte		
71,1	Canada	Très peu d'allaitement			
71,86 *	Belgique				
72,75 *	Hollande				
86,09 *	USA	Très peu d'allaitement			

Pays/Taux d'allaitement/Incidence du cancer du sein.

Source : « Cancer Incidence in Five Continents », Volume VI, N° 120, édition 1992, IARC.
Source * : IARC-CIRC année 1985.

3

LE LAIT, CAUSE DE CANCER ?

Avant d'aborder ce chapitre, j'aimerais bien faire comprendre au lecteur que le cancer du sein n'est pas exclusivement provoqué par une intolérance aux laitages. Cependant, toute une série d'arguments incitent à penser que le lait est en cause dans la grande majorité des cancers du sein.

1. ARGUMENTS LIÉS A L'ESPÈCE

Il est toujours bon de comparer les maladies de l'animal et celles de l'homme, pour pouvoir apprécier la part culturelle de la maladie.

Or, chez les mammifères sauvages, on n'observe pas de cancer de la mamelle. Cette pathologie n'existe pas.

Parmi les animaux domestiques, on n'observe aucun cancer de la mamelle chez la vache, ni chez la jument, ni chez la truie, ni chez l'ânesse. La pathologie de la mamelle la plus observée est la mammite de la vache laitière. Cette inflammation, due à des abcès, provoque douleurs et fièvre, tout comme les abcès du sein chez la femme qui allaite.

Les deux seuls animaux que nous connaissons porteurs de cancers de la mamelle sont la chienne et la chatte domestiques.

Jusqu'à présent, personne n'a jamais vraiment élucidé ce phénomène pourtant très simple. Ces deux animaux, les plus domestiqués, sont souvent sevrés très tôt, et nourris au lait de vache par les familles humaines adoptives. Qui n'a pas en mémoire la petite soucoupe de lait qu'on donne tendrement à un petit chaton lorsqu'il se frotte en miaulant à notre jambe ? Qui n'a pas en mémoire cette soupe délicieuse donnée à notre chien le soir, et composée d'eau, de pain, de riz et de lait ?

Les chiens et les chats au contact de l'homme perdent en grande partie leur instinct et changent leur comportement alimentaire d'une manière radicale.

Le maître, en pensant bien faire (l'enfer est souvent pavé de bonnes intentions !) donne des aliments à base de lait. Au fil des ans apparaît une intolérance alimentaire dont l'animal n'a évidemment pas conscience, et qui peut se traduire par un cancer de la mamelle chez la femelle. L'exemple de Coquinette l'illustre à merveille.

L'homme s'attache aux bêtes ; beaucoup en ont fait l'expérience.

Monsieur P., âgé de 43 ans, vient me voir pour un syndrome dépressif survenu à la mort de sa chienne. Cet homme est restaurateur et n'a pas d'enfant. Il s'est marié 12 ans auparavant avec la propriétaire d'une petite chienne d'un an : Coquinette. C'est une femelle braque qui a vécu autour du couple, dans la salle de restaurant et dans les cuisines.

A 13 ans, cette malheureuse bête déclare un cancer de la mamelle, et son propriétaire, à contrecœur, l'emmène chez le vétérinaire qui, devant l'avancement de la tumeur, décide d'injecter un produit mortel.

Cet homme sympathique me raconte l'histoire. Sans doute est-il surpris par mes questions, portant plus sur la chienne que sur lui !

Coquinette a été sevrée normalement à 2 mois puis alimentée sans lait avec des produits pour chiens. Mais elle était gourmande : elle aimait le fromage. Ses maîtres ne l'en privaient pas et mettaient dans son écuelle les restes que les clients n'avaient pas mangés. Sans doute ceci explique-t-il cela...

2. ARGUMENTS ÉPIDÉMIOLOGIQUES

1) GÉNÉRALITÉS

Pour savoir s'il existe une corrélation entre lait et cancer du sein, il est nécessaire d'étudier le taux de cancer et la consommation de laitages dans différents pays. Si le lait est effectivement l'une des causes de ce cancer, il devrait apparaître une corrélation entre consommation et survenue de la maladie. Cette étude en apparence simple est en fait très compliquée pour plusieurs raisons.

a) Il est très difficile de connaître la consommation exacte d'un pays en produits laitiers. Ces estimations sont parfois extrêmement grossières. Il n'existe en effet aucune relation entre la production laitière d'un pays et sa consommation. Les exportations et les importations viennent troubler les chiffres. D'autre part, la production laitière ne sert pas uniquement à la consommation alimentaire répertoriée. Certains dérivés du lait rentrent dans la composition de produits très divers : sodas, crèmes de beauté, médicaments, etc.

Les chiffres que j'ai pu obtenir m'ont été transmis par des organismes très divers : la F.A.O., les ambassades étrangères en France, les différents ministères de la Culture et le CNIEL (Centre national interprofessionnel de l'économie laitière). Dans bien des cas, les données s'avèrent très différentes.

b) Les statistiques présentent une consommation moyenne par an et par habitant exprimée en kilos de lait brut. Il est bien évident que les produits laitiers sont multiples et n'ont certainement pas les mêmes incidences sur la santé. Le lait, la crème, le fromage, les yaourts ont des compositions totalement différentes. Le lait transformé perd en effet des éléments qui peuvent provoquer des intolérances. Ainsi dans certains fromages, nous retrouverons beaucoup moins de lactoglobuline qui justement semble intervenir dans les processus immunitaires.

Ce facteur semble très important. La France, par exemple, consomme beaucoup de fromage et moins de lait, alors que d'autres pays consomment beaucoup de lait et peu de fromage.

Dans les calculs effectués, on compte environ :

– 9,87 litres de lait pour 1 kg de fromage comme le gruyère, le gouda ;

– 4,80 litres de lait pour 1 kg de fromage à pâte molle ;
– 11 litres pour 1 kg de fromage sec ;
– 9,50 litres pour 1 kg de bleu ;
– 1 litre pour 1 kg de yaourt ;
– 20 litres pour 1 kg de beurre ;
– 10 litres pour 1 kg de crème ;
– 9 litres pour 1 kg de poudre.

Pour calculer la consommation moyenne par habitant, il faut donc connaître la consommation des différents produits. Le calcul n'est cependant pas juste car 1 kg de beurre contient 0,8 % de protéines alors que le gruyère en contient 30 % ! L'étude réalisée doit être lue dans son ensemble avec toutes les nuances que l'on peut observer.

c) En outre, la consommation de laitages ne tient pas compte de la distinction lait de vache ou lait de chèvre. Les chiffres bruts incluent les consommations confondues. Cette différence ne joue pas pour les pays anglo-saxons dont la consommation en fromage de chèvre reste très faible, mais pour les pays méditerranéens dont la consommation en lait de chèvre est loin d'être négligeable. Cette constatation est d'importance car les intolérances sont d'autant plus significatives que le produit consommé est identique. En effet, il se peut fort bien qu'un individu manifeste une intolérance particulière au lait de vache sans pourtant réagir au lait de chèvre.

d) Le lait n'a pas les mêmes propriétés selon qu'il est consommé cru, bouilli, en poudre ou concentré. Les protéines du lait n'ont pas le même pouvoir antigénique avant et après avoir été chauffées. Là aussi, l'interprétation des résultats doit être prudente. Le lait est utilisé différemment aux Etats-Unis ou en France. L'Américain du Nord boit volontiers du lait UHT lors de ses repas. Le Français, en revanche, consommera le lait sous forme de flan et de gratin.

e) Enfin, dans les chiffres estimés, ne sont pas prises en compte certaines denrées alimentaires qui contiennent des protéines de lait de vache dont l'effet sur la santé serait à considérer. Notamment les sodas. Ces produits largement utilisés dans le monde nord-américain contiennent des dérivés du lait et pourraient être l'une des explications au très fort taux de cancer aux Etats-Unis et au Canada. (Leur consommation de laitages est moins excessive que d'autres pays dont le taux est cependant plus faible.)

f) L'incidence de cancer du sein d'un pays dépend d'autres facteurs que la consommation de laitages et le taux d'allaitement : ainsi la pyramide des âges entre-t-elle en ligne de compte. Une population âgée a un taux de cancer du sein plus important qu'une population jeune car la maladie se développe surtout chez les femmes mûres. Ces phénomènes expliquent, dans les tableaux présentés, quelques anomalies. Certains pays consomment en effet beaucoup de lait et ont cependant un faible taux de cancer. C'est le cas de la Pologne dont la population est jeune et qui devrait s'attendre vraisemblablement à avoir un taux plus élevé dans quelques années.

2) CONSOMMATION DE LAITAGES ET CANCER DANS LE MONDE

a) Les pays à faible incidence de cancer

Pays	Incidence du cancer du sein *	Consommation humaine apparente de produits laitiers en 1991 en kg par habitant d'équivalent lait **
Chine	17,4	de 5,3 à 6
Ile Maurice	19,6	de 34 à 110
Inde	21,35	de 56 à 75
Japon	22,4	de 65 à 73
Afrique	inférieur à 10	inférieur à 30

Comparaison de l'incidence du cancer du sein dans des pays d'Asie et d'Afrique.

Sources : * « Cancer Incidence in Five Continents », Volume IV, N° 120, 1992, IARC.
** F.A.O.-C.N.I.E.L. ; sources diverses : ambassades, services agricoles, revues spécialisées.

Des pays très variés comme l'Afrique, l'île Maurice ou le Japon ont la particularité d'avoir un très faible taux de cancer du sein, variant entre 15 et 22 cas pour 100 000 habitants. Pourtant ces pays n'ont pas la même culture, la même alimentation, le même niveau de vie, le même degré d'urbanisation.

Seul dénominateur commun : leur très faible consommation de laitages.

Le Chinois et le Japonais, par tradition, n'ont jamais consommé de laitages, qu'ils jugent inutiles. L'Indien, et partant le Mauricien (à 80 % d'origine indienne), considèrent la vache comme sacrée et éprouvent des réticences à boire du lait. L'Africain, quant à lui, boit peu de lait car le climat et la terre africaine ne se prêtent guère à l'élevage bovin.

Jusqu'en 1970, tous ces pays étaient hors d'atteinte ou presque du cancer du sein. Cependant, depuis 1973, cette affection a augmenté de manière significative. A Osaka au Japon, l'incidence du cancer a augmenté de 30 % tous les 5 ans entre 1973 et 1987. A Shanghai (Chine) ainsi qu'à Bombay (Inde), l'incidence a augmenté de 10 % tous les ans dans la même période, alors qu'en Afrique subsaharienne les taux de cancer restent quasiment identiques.

Cela peut s'expliquer sans doute par l'augmentation de la consommation lactée en ce qui concerne l'Inde, la Chine et le Japon.

L'Inde, depuis 1975, a accompli un effort considérable pour la production laitière, qui s'accroît d'année en année :

1975-1981	1989	1991
13 420	24 000	27 000

Unité : milliers de tonnes.

Production laitière de l'Inde.

En 15 ans la production a été multipliée par deux. Dans le même temps, la consommation s'est accrue. Aujourd'hui la consommation de l'Inde [1] est de :

1. Source : ambassade de France à New Delhi.

– lait 65 l/an/hab
– beurre 2,2 kg/an/hab
– yaourt 10,2 kg/an/hab

Malgré toutes les informations qui circulent, on sait peu de choses sur la Chine laitière, sinon que, stimulées par l'exemple indien, les autorités chinoises se sont lancées dans un audacieux programme de développement.

En 1949, le nombre de vaches laitières était estimé entre 20 et 30 000 têtes. Fin 81, on dénombrait 700 000 vaches laitières pour une production de 1,29 million de tonnes. En 1985, le cheptel laitier était estimé à 1 300 000 têtes – soit dit en passant quatre fois moins qu'en France pour un pays vingt fois plus peuplé. Depuis 1949, la production de lait a été multipliée par vingt. Selon les estimations [1], la consommation varie de 1,3 kg à 7,2 kg de lait par an et par habitant en Chine. Cette consommation moyenne passe à 21,08 kg d'équivalent lait dans la capitale, Pékin (+ 84 % de 1981 à 1985). En Chine ce sont surtout les habitants des villes qui consomment du lait, le reste étant utilisé pour l'approvisionnement des groupes prioritaires : enfants jusqu'à 20 ans, malades et travailleurs. Là aussi un fait est pour le moins troublant : l'incidence du cancer est en Chine deux fois plus élevée dans les villes qu'à la campagne.

Le Japon conserve une incidence-cancer très faible, aux alentours de 22 %. Cependant le Japonais et la Japonaise, sous l'influence occidentale, consomment de plus en plus de laitages depuis quelques années. Certaines grandes entreprises de lait fermenté créent des filiales japonaises, et l'installation dans les cités nippones des Mac Donald's augmente de manière très significative la consommation de produits laitiers.

1. *Revue laitière française*, n° 466, septembre 1987.

Selon les estimations, le Japonais consomme entre 65 et 73 kg de lait par an. Il est très vraisemblable au regard de ces chiffres que les Japonaises souffriront de plus en plus de cancer du sein.

L'Afrique subsaharienne quant à elle détient un record mondial. Celui de la meilleure santé des seins. Le cancer du sein dans ces régions est extrêmement rare. Au vu des chiffres de la FAO, on constate que la consommation en produits laitiers ne représente que 2 % de la ration calorique journalière dans les régions subsahariennes.

L'étude épidémiologique des cancers du sein dans les pays peu atteints est extrêmement intéressante. Elle montre deux phénomènes différents :

– les pays peu consommateurs de laitages sont peu touchés ;

– le taux de cancer varie dans le même sens que la consommation des laitages.

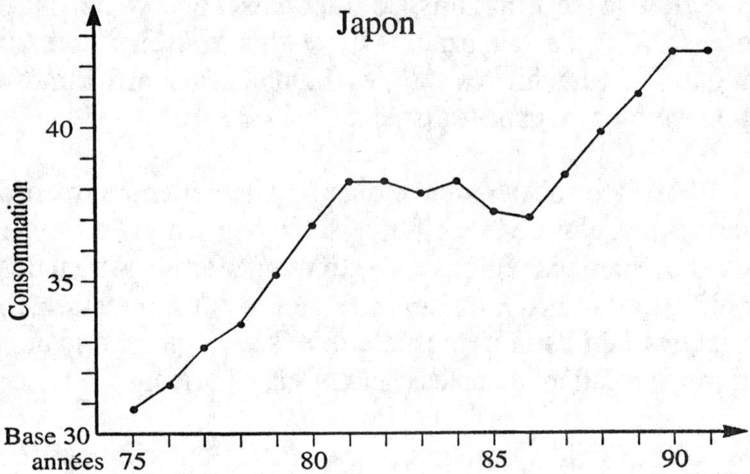

Consommation de lait liquide, en kg par habitant.

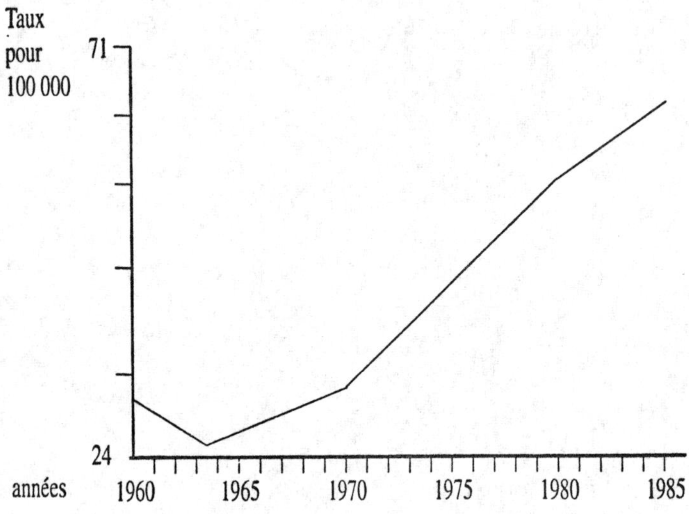

Incidence du cancer du sein pour 100 000 femmes de 30 à 74 ans.

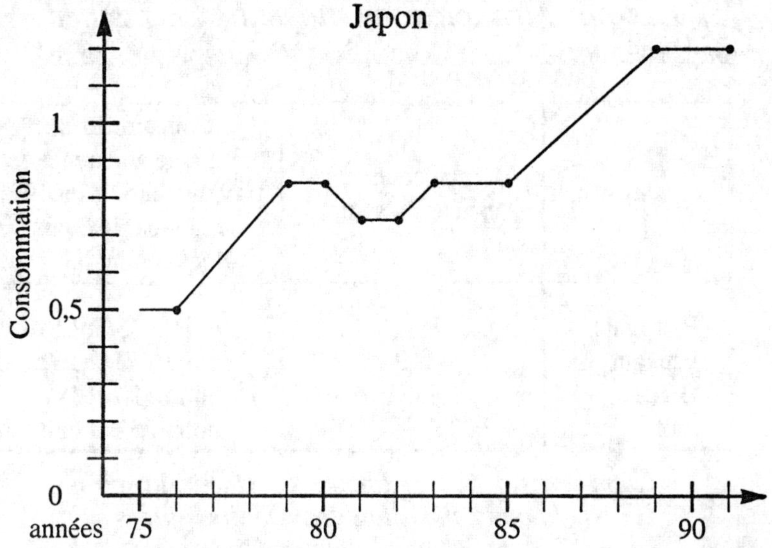

Consommation de fromage, en kg par habitant.

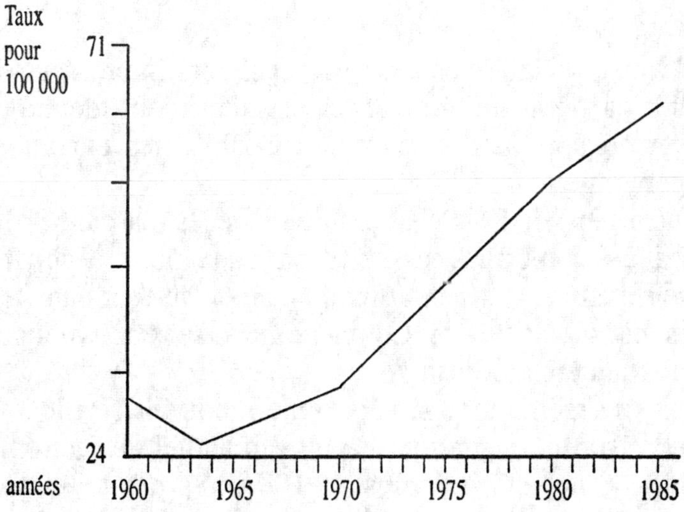

Incidence du cancer du sein pour 100 000 femmes de 30 à 74 ans.

b) *Les pays à incidence moyenne en cancer :* les pays méditerranéens (Grèce, Portugal, Espagne, Italie).

Pays	Incidence du cancer du sein *	Consommation humaine apparente de produits laitiers en 1991 en kg par habitant d'équivalent lait **
Portugal	35,7	entre 153 et 156
Espagne	42,3	entre 143 et 162
Grèce	44,92	entre 190 et 197
Italie	59,1	entre 253 et 288

Comparaison de l'incidence du cancer du sein et de la consommation de produits laitiers dans les pays méditerranéens.

Sources : * « Cancer Incidence in Five Continents », Volume VI, N° 120, 1992, IARC.
** F.A.O. 1990 – C.N.I.E.L. 1991-1992.

L'Espagne, la Grèce et le Portugal sont intéressants à étudier car leur taux de cancer est quasiment identique et leur consommation inférieure à 200 litres par an et par personne.

Entre 1965 et 1985, le nombre de décès par cancer du sein a été multiplié par deux en Espagne. Ce chiffre laisse rêveur. L'augmentation du cancer, surtout dans les villes, est spectaculaire. Ce phénomène se retrouve de la même manière au Portugal.

Dans le même temps, l'Espagne modifiait considérablement son alimentation. Le niveau actuel de consommation de lait liquide, plus de 100 litres par an et par habitant, y est très élevé si l'on tient compte du manque total de tradition en ce domaine. Cette consommation a subi un très fort accroissement depuis 1965 :

1966	71 litres
1976	90 litres
1983	98 litres
1987	107 litres

Consommation de produits laitiers en Espagne.

(Sources : F.I.L. – O.S.C.E. – C.N.I.E.L.)

Dans la même période, correspondant à un fort développement économique du pays, s'est très vite accrue la consommation de yaourts. D'une petite consommation, pendant les années soixante – un peu plus d'un kilo par habitant, utilisé en thérapeutique (sa vente était limitée aux pharmacies) – on est passé à une élévation très importante, notamment chez l'enfant. Aujourd'hui, la consommation est située aux alentours de 7 kg par habitant, et son marché comprend une grande variété de marques et de saveurs. La consommation de yaourt en Espagne continue d'augmenter avec cependant une tendance plus modérée.

Parallèlement, on a assisté depuis 1966 à un quasi-triplement de la consommation de fromages en 20 ans. L'Espagnol en consommait 2,1 kg en 1966 et 5,5 kg en 1987 [1]. La courbe ascendante n'a pas tendance à diminuer, tout au contraire.

La production comme la consommation de fromages est une des particularités de la région méditerranéenne. Le fromage qui apparaît sur la frise de la Laiterie, découverte dans la ville d'Ur, aujourd'hui située en Irak, est la plus ancienne représentation de fromage que l'on connaisse. On en consommait déjà à Babylone plusieurs siècles avant Jésus-Christ.

1. Source : F.I.L . – O.S.C.E. – C.N.I.E.L.

La vocation d'élevage de la région, les facultés d'adaptation des races ovines et caprines aux caractéristiques agro-climatiques, ont favorisé l'élaboration d'une gamme impressionnante de fromages.

L'Espagne en compte 339 variétés dûment cataloguées.

Il est important de souligner encore une fois la diversité des fromages méditerranéens : chèvre, brebis, vache. En Espagne, les fromages les plus traditionnels sont fabriqués avec du lait de brebis sur le plateau et dans le Centre-Nord, avec du lait de vache dans les régions de la côte atlantique, et avec du lait de chèvre dans celles baignées par la Méditerranée.

En Italie, le taux de cancer est plus élevé qu'en Espagne. Il est vrai que la consommation de laitages dépasse 250 litres par habitant et par an.

Le taux de cancer y augmente dans les mêmes proportions qu'en Espagne, démontrant là encore une relation très probable avec l'augmentation de la consommation de produits laitiers. En 1966, l'Italien consommait 66 litres de lait liquide et 9,1 kg de fromage. Vingt ans plus tard, il consommait 79,5 litres de lait liquide et 17,5 kg de fromage par an [1]. Cependant, l'Italie présente une particularité notable : le taux de cancer n'est pas le même selon les régions. Il était donc intéressant là aussi d'étudier les consommations de laitages dans les différentes provinces.

1. Source : F.I.L . – O.S.C.E. – C.N.I.E.L.

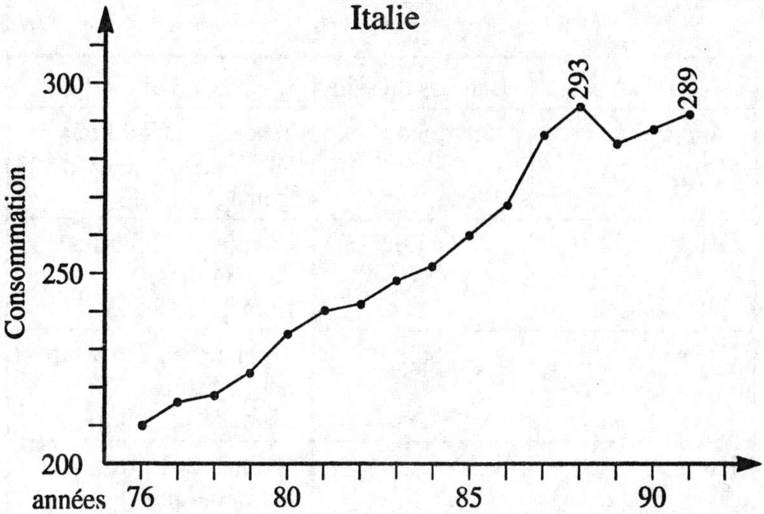

Consommation en kg par habitant d'équivalent lait entier mis en œuvre pour la fabrication des produits laitiers consommés.

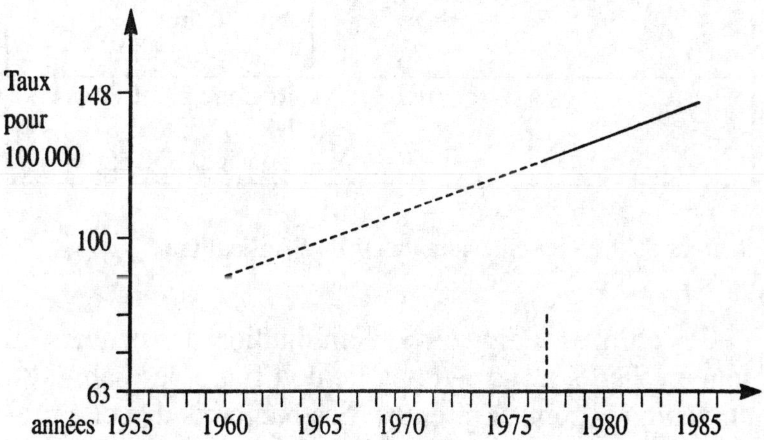

Incidence du cancer du sein pour 100 000 femmes de 30 à 74 ans.

ITALIE

	Cancers du sein	Lait
Florence	65,4	Toscane : 207,9 litres lait : 82,8 litres fromage : 13,9 kg
Gênes	65,8	Ligurie : 223,5 litres lait : 84 litres fromage : 15,5 kg
Varèse	66,0	Lombardie : 234,9 litres lait : 84 litres fromage : 15,5 kg
Parme	63,3	Emilie : 201 litres lait : 80,4 litres fromage : 13,9 kg
Raguse	47,2	Sicile : 168,9 litres lait : 74,4 litres fromage : 10,5 kg
Turin	62,8	Piémont : 241,6 litres lait : 76 litres fromage : 18,4 kg
Trieste	61,1	Région : 223,1 litres lait : 83,6 litres fromage : 15,5 kg

Sources : O.M.S. et ministère italien de l'Agriculture.

Ces chiffres indiquent une diminution des cancers du sein en Sicile. Dans cette partie de l'Italie, les habitudes alimentaires sont différentes. Les habitants de cette province consomment moins de laitages que dans les autres régions. En effet, la Sicile n'est pas productrice de lait et la consommation en laitages (168,9 litres par an et par habitant) y est la plus faible d'Italie.

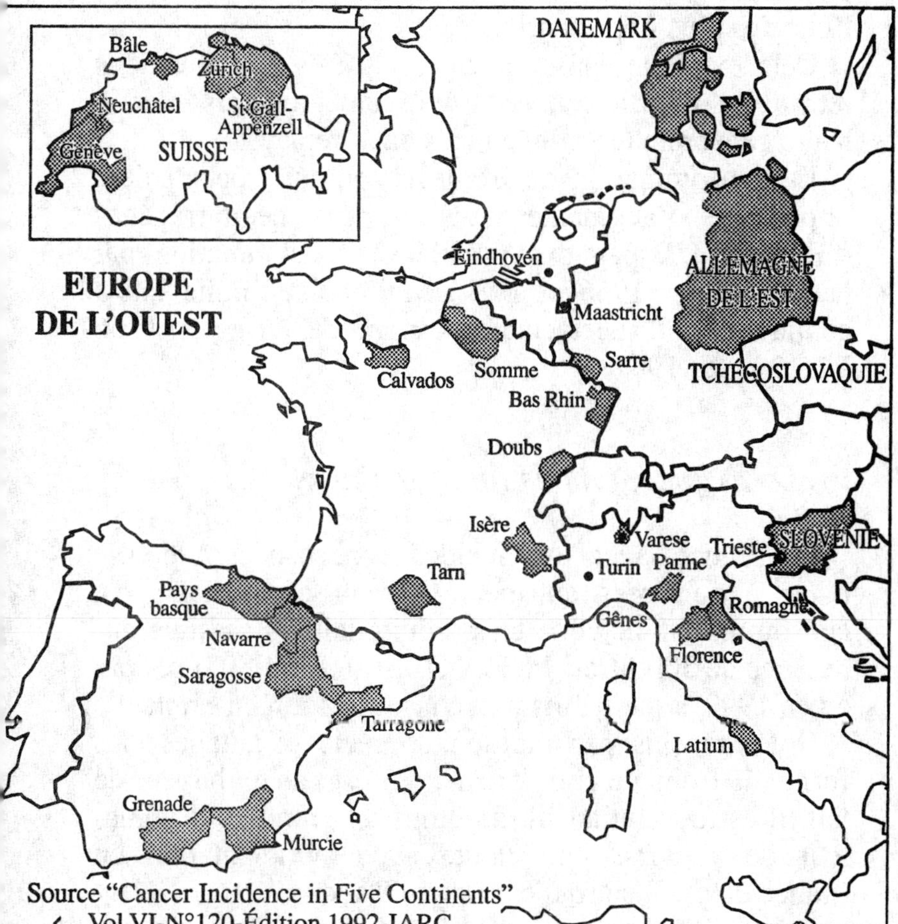

Points d'études des cancers du sein.

La Grèce, quant à elle, possède un « statut » à part.

C'est sans doute la région la plus méditerranéenne du continent européen, avec une vocation fondamentalement fromagère, à travers le temps, qui justifie sa place de premier consommateur mondial de fromage par habitant.

Sa production de lait de vache est la plus faible d'Europe, mais celle de lait de brebis et de chèvre est l'une des plus importantes.

Cela explique sans doute les chiffres bas que nous retrouvons pour le cancer du sein, en comparaison de la haute consommation de laitages dans ce pays.

La consommation de fromage continue, de manière importante, d'augmenter dans les pays méditerranéens d'Europe. L'Espagne a doublé sa consommation par habitant entre 1966 et 1987. Mais c'est l'Italie qui a connu un bond spectaculaire, passant de 9,1 kg en 1966 à 17,5 kg en 1987.

c) La France, un cas intermédiaire

La France, avec une incidence de cancer à 60, se place à peu près au même niveau que l'Italie. Sa consommation actuelle en produits laitiers se situe au-dessous de 300 litres. La F.A.O. estimait à 280 litres par an en 1990 et par habitant la consommation en France.

Si le Français, par tradition, apprécie les laitages sous forme de fromage et de crème, il n'est pas un buveur de lait. Il est devenu au fil du temps un grand consommateur de yaourts, sans doute avec l'implantation en France de grands groupes comme Danone.

Depuis 20 ans, la consommation des produits a beaucoup évoluée. Dans le même temps, les cancers augmentaient dans des proportions inquiétantes. Entre 1950 et 1985, les décès par cancer du sein augmentaient de

100 %, alors que le nombre d'habitants progressait faiblement [1].

En 15 ans la consommation de lait n'a pratiquement pas changé et reste aux alentours de 80 litres par an et par habitant. La progression de la consommation de fromage et de yaourts a été spectaculaire : + 56 % pour les fromages, + 140 % pour les yaourts, avec pour ces derniers une progression de 5 % par an. La France est le troisième consommateur de yaourts en Europe après la Hollande et le Danemark, et le deuxième consommateur de fromage juste après la Grèce.

Une question peut être soulevée : pourquoi la France, gros consommateur de laitages, a un taux de cancer plus faible que les États-Unis dont la consommation par habitant est moins élevée ? Ce phénomène peut s'expliquer de deux manières. D'une part la Française allaite plus que l'Américaine, d'autre part les fromages français sont très diversifiés. Les 400 sortes en sont constituées par des fromages de vache, de chèvre ou de brebis.

Cependant, un phénomène inquiétant, qui a déferlé voici plus de 10 ans sur notre pays, nous incite à penser que la France prend le triste chemin des Etats-Unis. L'arrivée des MacDo et autres chaînes de restauration rapide entraîne une uniformisation et une standardisation des menus qui risque à plus ou moins long terme de retentir sur notre mode de vie et notre santé.

1. Source : I.N.S.E.E.

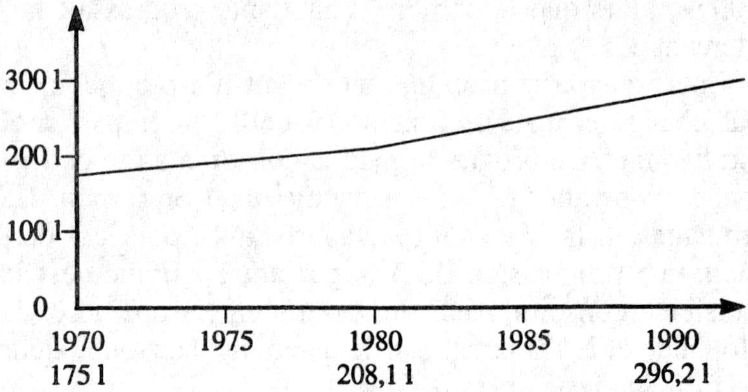

Consommation de laitages en France.

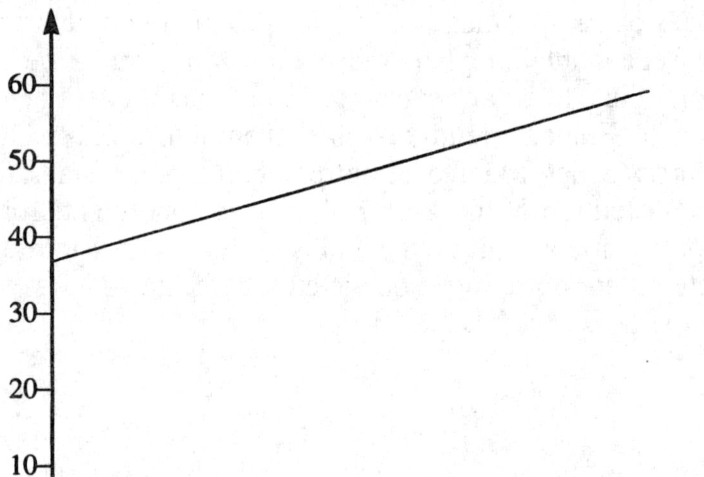

Incidence du cancer du sein en France.

d) *Les pays à fort taux de cancer du sein*

Pays	Incidence du cancer du sein *	Consommation humaine apparente de produits laitiers en 1991 en kg par habitant d'équivalent lait **
Nouvelle-Zélande	64,15	entre 186 et 376
Suisse	66,25	entre 234 et 404
Danemark	68,6	entre 250 et 446
Canada	71,1	entre 192 et 247
Belgique	71,6	entre 211 et 360
Hollande	72,75	entre 281 et 304
U.S.A.	86,09	entre 240 et 249

Consommation de laitages et incidence du cancer du sein dans les pays à forte incidence.

Sources : * « Cancer Incidence in Five Continents », Volume VI, N° 120, 1992, IARC.
** F.A.O. 1990, C.N.I.E.L. 1991-1992, données fournies par les services agricoles de diverses ambassades, articles spécialisés.

Certains pays présentent malheureusement des taux extrêmement élevés de cancer du sein. Ils se trouvent principalement en Amérique du Nord et en Europe au dessus du 45e parallèle, dans des régions d'élevage.

Depuis longtemps leurs habitudes alimentaires reposaient sur des laitages. Contrairement aux régions méditerranéennes par exemple, les pays anglo-saxons, Danemark, Etats-Unis, Angleterre, ont toujours voué un culte au lait. Il suffit de se représenter l'Anglais et sa bouteille de lait chaque matin devant sa porte ou l'Américain buvant un verre de lait à son retour du travail.

Ces traditions culturelles que l'on retrouve aussi en Suisse (pays européen le plus touché par le cancer) expliquent le fort taux de la maladie. Depuis plus de 30 ans, dans tous les pays, l'incidence du cancer du sein augmente lentement mais sûrement. Aujourd'hui, cette progression semble se tasser comme par saturation. Bien qu'elle se manifeste aussi chez les jeunes femmes entre 30 et 40 ans, elle se fait surtout ressentir chez les femmes de plus de 65 ans. Ce phénomène s'explique aisément par l'augmentation de l'espérance de vie chez la femme, qui est maintenant de plus de 80 ans dans les pays occidentaux.

– *En Europe*

Concernant l'alimentation, l'Europe est devenue au cours des dernières années un des grands consommateurs de lait. Il est vrai que la CEE compte des pays tournés vers l'agriculture, et surtout vers l'élevage, puisqu'en 1991 la production de lait représentait 15,8 % de la production finale de l'agriculture en Europe.

D'autre part, la CEE a eu ces dernières années une politique agricole qui a permis le stockage des produits laitiers et la régulation des prix de leurs dérivés. Elle est le premier exportateur au monde et fournit environ 50 % de toutes les exportations de notre planète. Cette production fantastique lui a permis de réaliser des programmes d'aide alimentaire aux pays du tiers-monde (1982 : 163 000 tonnes de lait écrémé, 1987 : 109 000 tonnes, 1992 : 53 000 tonnes).

La production de laitage appuyée par une très forte publicité des producteurs a eu un effet incitatif sur la consommation, qui dans tous les pays d'Europe n'a cessé d'augmenter depuis 15 ans, surtout en ce qui concerne les yaourts et les fromages.

En Belgique, par exemple, la part des dépenses en produits laitiers par rapport aux dépenses alimentaires de la ménagère n'a pas beaucoup évolué. Elle passe de 20,6 % en 1975 à 21,4 % en 1991. En revanche, des variations de consommation au sein des produits laitiers sont observées, comme le montre le tableau suivant extrait d'une étude de l'Institut économique agricole.

	1975	1991
Lait	66 litres	66 litres
Fromage	9,5 kg	14,5 kg
Yaourts	3,9 kg	7,6 kg
Lait concentré	1,6 kg	1,0 kg
Crème	0,5 kg	1,3 kg
Beurre	7,1 kg	4,8 kg

Consommation par an et par habitant en Belgique

Source : panel des consommateurs de l'I.E.A

La consommation de lait entre 1975 et 1991 n'a pas évolué, l'intérêt croissant des habitants du Sud étant compensé par la désaffecttion des habitants du Nord du pays.

En revanche, la consommation de fromages a augmenté de 53 % : la région de Bruxelles est passée de 11,4 kg en 1975 à 18,2 kg en 1991, celle de Flandre de 8,8 kg à 13,1 kg, et la Wallonie de 10,1 kg à 15,6 kg.

Le marché du fromage se porte bien, 200 variétés belges sont proposées. Cette croissance est principalement causée par la promotion importante dont il fait l'objet.

La consommation de yaourts, qui entre 1975 et 1991 a pratiquement doublé, passant de 3,9 kg par habitant et par an à 7,6 kg, n'atteint cependant pas celle des pays voisins, 10,6 kg en 1990 pour l'Allemagne, 21,8 kg pour la Hollande.

Les pays du Nord de l'Europe ne sont pas non plus épargnés par les nouvelles habitudes alimentaires. Le Suédois consomme 28 kg de yaourt par an, le Danois 15,7 kg, le Norvégien 14,1 kg.

Cette alimentation européenne de plus en plus standardisée pose un problème au médecin. D'un côté, il existe des impératifs économiques de production, de consommation, de l'autre la santé. En écrivant ce livre, je tâche de me mettre à la place de ces milliers de producteurs de lait qui s'efforcent d'écouler leur produits pour survivre. Quoi de plus normal ? Je pense aussi à toutes ces maladies dues aux excès. La défense de la santé ne passe pas obligatoirement par celle de l'économie. En Europe, il y a souvent eu des débats contradictoires entre économistes et scientifiques, notamment pour l'alcool et pour le tabac. Le cas des courses automobiles sponsorisées par des marques de cigarettes a longuement été évoqué. Ces chiffres aussi éloquents qu'alarmants prouvent qu'il est temps d'agir, d'informer les populations, de prévenir pour mieux guérir.

– *Les autres pays à fort taux de cancer*

Aux Etats-Unis et dans tous les pays anglo-saxons, la consommation des produits laitiers est difficile à apprécier. Le cas de la Nouvelle-Zélande est éloquent. Le CNIEL estime à 376 kg par an et par habitant la

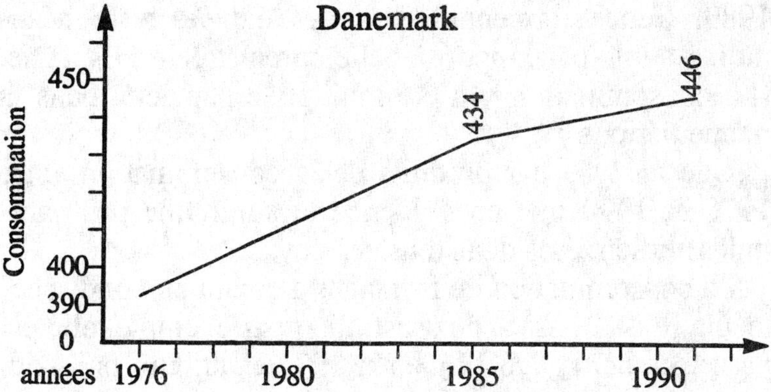

Consommation en kg par habitant d'équivalent lait entier mis en œuvre pour la fabrication des produits laitiers consommés..

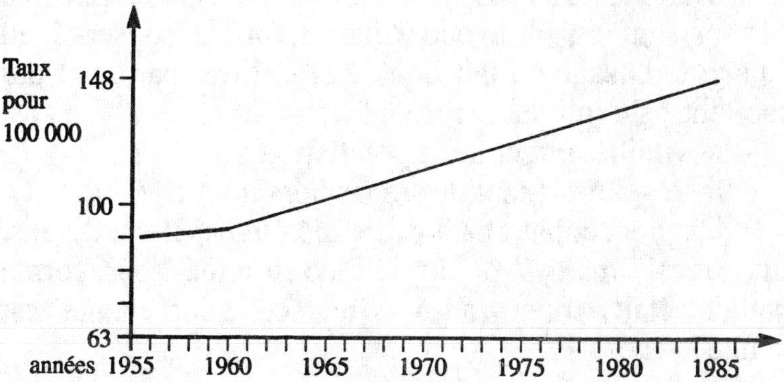

Incidence du cancer du sein pour 100 000 femmes de 30 à 74 ans.

consommation, alors que le ministère de l'Agriculture l'estime à deux fois moins : 186 kg par an.

Malgré ces variations, la consommation moyenne de produits laitiers reste dans ces pays largement supérieure à 250 litres par habitant et par an et croît régulièrement. Aux Etats-Unis, elle a crû de 8 % entre 1974 et

1989. Cette augmentation, certes élevée, reste néanmoins faible par rapport à celle enregistrée en Espagne. (La consommation y a été multipliée par deux dans la même période.)

Une analyse par produits de la consommation entre 1970 et 1990 met en évidence la similitude des habitudes alimentaires dans tous ces pays.

La consommation de fromages a connu un bond spectaculaire (+ 91 %) – en Australie [1] par exemple, elle est passée de 5,9 kg à 8,1 kg entre 1975 et aujourd'hui – qui est lié à la croissance de la vente des pizzas, à la commodité d'utilisation et à la grande variété des fromages.

Cette croissance remarquable s'est opérée au détriment du lait liquide (– 16 %), du lait condensé (– 27 %) et des crèmes glacées (– 11 %). Cette baisse, sensible partout sauf en Nouvelle-Zélande, qui a conservé un plus grand usage du lait liquide (125 litres par an et par habitant), s'explique par trois facteurs :

– le vieillissement de la population ;
– le développement des repas hors domicile ;
– les préoccupations d'ordre diététique. Il y a 20 ans, aux Etats-Unis, 77 % du lait consommé sous forme liquide était entier, aujourd'hui ce pourcentage est tombé à 41 %.

e) Deux cas exemplaires : Hawaï et la Martinique

Il est très intéressant de comparer la consommation de ces deux îles, dont les climats sont identiques. Les îles Hawaï américaines dans l'océan Pacifique, et l'île de la Martinique française dans l'océan Atlantique, ont

1. Source : *Australian Journal of Dairy Technology*, mars/juin 1987.

des taux de cancers du sein totalement opposés : Hawaï : 100 – Martinique : 28,2 pour 100 000 femmes.

Pour l'une comme pour l'autre, les chiffres de la consommation en produits laitiers sont très difficiles à apprécier. Au département de l'Agriculture américain, le spécialiste des questions laitières à Hawaï me faisait parvenir un courrier :

« Nous n'avons pas de connaissance exacte sur la quantité de lait importé, et combien de lait importé est consommé. Les magasins d'alimentation ne sont pas tenus par la loi de calculer la quantité de lait importé ou vendu. »

Quoi qu'il en soit, d'après les chiffres de production que j'ai pu obtenir, la consommation de produits laitiers à Hawaï est extrêmement importante. Les verres de lait sont distribués dans les écoles, et le climat aidant, chaque famille consomme par jour une ou deux crèmes glacées à base de lait. Hawaï produit environ 50 litres de lait par personne et par an, et importe le reste de Californie.

Les chiffres de la Martinique sont également incomplets. Les Martiniquais consomment, par tradition, très peu de laitages. En outre, les prix des laitages y sont prohibitifs. Les Martiniquais mangent très peu de glaces à base de lait mais apprécient beaucoup les sorbets à base de fruits.

Enfin, la consommation de fromage y est 20 fois moins importante qu'en France (1 kg par an et par habitant).

	Hawaï en 1992 [1]	Martinique en 1987 [2]
Lait	Plus de 100 litres	Moins de 50 litres
Fromage	Données manquantes	1 kg/an
Yaourts	Moyennement	17,3 kg/an
Crèmes glacées	Beaucoup	Très peu
Incidence du cancer du sein en 1992	100	28,2

3. ARGUMENTS CLINIQUES

Testis unus, testis nullus. Il faut, pour confirmer la relation clinique entre l'intolérance aux laitages et le cancer du sein, établir quelques statistiques.

Aussi suis-je allé moi même interroger les femmes qui souffraient soit de cancers, soit de maladies bénignes des seins. Malgré les difficultés administratives, j'ai pu rencontrer 52 femmes atteintes de cancer et tout autant de maladies kystiques, de mastoses, ou de mastodynies. Je les ai interrogées sur leur vie passée, leur allaitement, leurs maladies d'enfance. Un panel de

1. Sources personnelles.
2. INSEE, Pointe-à-Pitre, année 1987.

Taux de cancer du sein	Pays	Sources		Moyenne des renseignements	Bilan
		C.N.I.E.L. 1991-1992	F.A.O. 1990		
17,4	Chine	–	5,3	6	de 5,3 à 6
19,6 *	Ile Maurice	–	110	34	de 34 à 110
21,35	Inde	–	56,7	75,22	de 56,7 à 75,22
22,4	Japon	73	65,2	65,5	de 65,2 à 73
26,4	Koweit	–	152	–	152
26,7	Costa Rica	–	135,2	–	135,2
31,1	Pologne	–	223,4	–	223,4
31,1	Roumanie	–	115,3	–	115,3
32,3	Hong Kong	–	41,4	–	41,4
35,7	Portugal	153	156	150,6	de 150,6 à 156
37,3	Hongrie	154	–	169,9	de 154 à 169,9
39,39 *	Emirats Arabes	–	–	–	
42,3	Espagne	162	143,4	146,1	de 143,4 à 162
44,92 *	Grèce	190	197	269	de 190 à 269
52,5	Finlande	440	–	389,9	de 389,9 à 440
53,7	Irlande	358	317,4	233,6	de 233,6 à 358
54,8	Norvège	324	278,3	282,8	de 278,3 à 324
58,3	Australie	236	208,2	192,3	de 192,3 à 236
59,1	Italie	289	253	241,3	de 241,3 à 289
60,9	France	399	280	325	de 280 à 399
61,9	Royaume-Uni	302	232	178,3	de 178,3 à 302
62,5	Suède	387	332	281,6	de 281,6 à 387
64,15	Nouvelle-Zélande	376	301,2	186,4	de 186,4 à 376
65,89 *	Autriche	306	256	176	de 176 à 306
66,25	Suisse	404	322,4	234,5	de 234,5 à 404
66,29	Allemagne	365	240	210,5	de 210,5 à 365
68,6	Danemark	446	219,2	250,76	de 219,2 à 446
71,1	Canada	247	226,5	192,1	de 192,1 à 247
71,86 *	Belgique	360	211	231,8	de 211 à 360
72,75 *	Hollande	304	291	281	de 281 à 304
86,09	U.S.A.	240	249,1	249,17	de 240 à 249,17

Unités : kg/an/habitant

Source : « Cancer Incidence in Five Continents », Volume VI, N° 120, édition 1992, IARC.

Source * : IARC-CIRC, année 1985.

Les données retenues concernant les consommations de laitages en équivalent lait (kg/an/habitant) ont été celles fournies soit par la F.A.O. soit par le C.N.I.E.L. Les derniers chiffres correspondent à la moyenne des données obtenues par différents services agricoles des ambassades, des consulats ou extraits d'articles ou d'ouvrages.

52 femmes, s'il peut paraître mince, suffit, comme nous l'avons vu, à faire une découverte intéressante.

Chaque interrogatoire a requis environ 30 à 40 minutes. Les réponses, parfois évasives, ont nécessité des coups de téléphone à la famille. En effet, très peu de patientes savent si elles ont été allaitées ou non, si elles ont contracté des maladies spécifiques de l'enfance. Dans ces cas-là, c'est leur mère qui m'a donné tous les renseignements. Les mères de femmes de 40 ou 50 ans se souviennent de tout ce qui concerne l'enfance de leur progéniture. Certaines mères de 90 ans ont pu me fournir des détails très précis.

1) LES CANCERS DU SEIN

Les femmes atteintes de cancer que j'ai pu interroger ont été choisies au hasard dans plusieurs hôpitaux, ou tout simplement parce que j'avais entendu dire que telle ou telle patiente souffrait d'un cancer.

Sur 52 femmes interrogées :
- 27 avaient été allaitées,
- 5 ne savaient pas,
- et 20 n'avaient pas été allaitées.

L'âge moyen de la découverte de la tumeur du sein s'élevait à 56,8 ans chez les femmes allaitées, 50,5 ans chez les femmes non-allaitées.

24 d'entre elles, environ une sur deux, déclaraient être anxieuses ou spasmophiles. Cette constatation n'est pas étonnante puisque beaucoup d'auteurs ont défini le profil de la femme atteinte de cancer comme un profil anxieux. Reste à savoir si cette anxiété est un facteur prédisposant ou une conséquence d'une intolérance aux protéines de

lait de vache. En effet, beaucoup d'autres auteurs ont incriminé le stress comme un des facteurs intervenant dans la genèse d'un cancer du sein. J'en ai peu parlé jusqu'ici, tant ce facteur semble évidemment jouer dans toute maladie. Le stress est un révélateur. Chacun sait qu'une personne stressée diminue ses défenses immunitaires et, par là même, est plus sujette aux infections ou aux maladies graves.

Pour moi, le stress n'est pas la cause du cancer du sein, mais le révélateur d'un état préexistant. La seule question que je pourrais me poser est simple : le stress peut-il provoquer des intolérances alimentaires, et principalement aux laitages ? C'est la seule question qui puisse être intellectuellement posée. Je pense que oui, dans certains cas. En effet, j'ai constaté que certaines intolérances alimentaires, et pas uniquement aux laitages, peuvent survenir après un choc affectif. Mais continuons notre étude :

– 29 femmes sur 52 ont déclaré présenter des intolérances au soleil. Ce point est extrêmement intéressant. Toute intolérance au soleil n'est pas due forcément à une intolérance aux laitages, mais elles vont souvent de pair. En effet, la peau de celui ou celle qui souffre d'intolérance aux laitages est fine et sensible.

– 29 femmes sur 52 ont évoqué des antécédents de migraines. Lors des interrogatoires, je n'ai pas pris en compte les maux de tête banals qu'on observe le lendemain d'une fête. Je n'ai retenu que les migraines répétées et qui avaient nécessité des consultations spécialisées. 29 femmes sur 52 : c'est énorme par rapport à la population normale.

– 25 femmes sur 52 ont souffert d'otites, d'angines, de rhinopharyngites à répétition durant l'enfance. Détail important, on retrouve 13 cas sur 20 chez les non-allaitées, et 12 cas sur 27 chez les femmes allaitées.

Le comportement de la femme par rapport à l'allaitement a mis en évidence un fait extrêmement significatif :

– Les femmes allaitées avaient en moyenne 1,96 enfant et ont allaité en moyenne 1,32 enfant.

– Les femmes non-allaitées avaient en moyenne 2,09 enfants et ont allaité en moyenne 0,6 enfant. C'est-à-dire environ 2 fois moins.

Cette constatation, si elle se confirmait à une échelle plus grande, prouverait qu'il existe des comportements de l'allaitement liés à la famille et à l'éducation. Une femme allaitée serait plus encline à donner le sein à son enfant et une femme non allaitée éprouverait plus de réticence. Cela expliquerait en partie pourquoi les femmes qui donnent le sein développent moins de cancer du sein. Si l'on part du principe qu'être allaitée prémunit contre le cancer du sein les femmes qui allaitent seraient immunisées non seulement parce qu'elles donnent le sein mais aussi parce qu'elles ont été allaitées en majorité. Nous assisterions là à une erreur d'interprétation des faits qui a prévalu jusqu'à nos jours.

Dans l'interrogatoire proposé aux malades, j'ai nettement détaillé le comportement alimentaire des femmes souffrant de cancer.

Les 52 femmes interrogées consommaient peu ou pas d'alcool, un peu ou moyennement de viande, un peu ou moyennement de yaourt, moyennement ou beaucoup de fromage.

Mais, à la question : « Consommez-vous pas du tout, un peu, moyennement, beaucoup de lait ? » 39 femmes sur 52 nous ont signalé spontanément éprouver du dégoût à son égard. Soit environ 75 % ! Ce dégoût du lait se retrouve dans les mêmes proportions chez les femmes qu'elles aient été allaitées ou non.

J'ai peu abordé ce sujet, considéré par beaucoup d'auteurs comme un signe prépondérant d'intolérance aux laitages. Sans doute provient-il d'un reliquat instinctuel. On observe ce dégoût plus volontiers chez l'enfant qui passe du sein de la mère au lait de vache. L'enfant refuse le lait, le vomit. Durant la consultation, certaines femmes m'ont signalé avoir eu vers l'âge de 4 à 5 mois des épisodes gastro-intestinaux ressemblant fort à des intolérances au lait de vache, quoiqu'il soit toujours difficile de poser un diagnostic 40 ou 50 ans après. C'est le cas de Christine, qui a longuement interrogé sa mère sur son enfance. Elle n'avait pas été allaitée, avait eu des angines et surtout une diarrhée chronique durant la première année de sa vie !

Le dégoût du lait peut s'observer chez l'adulte de manière très particulière. La personne interrogée décrit plus ou moins vivement son aversion :

« J'en ai horreur ! » « Rien que l'odeur !... » « Je ne prends du lait que dans les plats, car pur, c'est aussi mauvais que l'huile de foie de morue ! »

Ce dégoût du lait est isolé et ne s'accompagne pas d'un dégoût du fromage. Au contraire. Les personnes concernées avouent spontanément, comme pour s'excuser, tant l'idée « laitage = santé » est ancrée dans l'esprit de chacun : « Mais vous savez, docteur, je mange beaucoup de fromages pour compenser. »

Les 52 cas peuvent en tout cas donner une idée, un aperçu. Cette étude a confirmé mon intuition initiale et a fourni tout un faisceau de critères de plus en plus convergents.

Les femmes atteintes de cancer du sein présentent d'autres signes d'intolérance aux laitages.

Ainsi, celles qui consultent pour cette maladie se ressemblent toutes, à tel point que les infirmières travaillant dans les centres de radiothérapie m'ont signalé pouvoir reconnaître dès le premier regard les patientes venant se faire traiter pour un cancer du sein. Intuition ? Sûrement.

Mais l'intuition repose toujours sur une expérience, vécue souvent de manière inconsciente. Parce que j'étais sensibilisé au problème, j'ai observé la peau de ces malades : elle est fine, translucide, élastique, et forme autour de la bouche des rides concentriques.

C'est cette même peau qu'on retrouve dans les intolérances aux laitages et chez les spasmophiles.

Enfin, j'ai pu découvrir le courage, le vrai. Certaines femmes, mère d'enfants encore tout jeunes, se faisaient traiter à l'insu de leur mari, de leurs enfants, pour n'affoler personne. L'une d'entre elles prétextait des cours à la faculté, et rentrait à l'hôpital bien emmitouflée sous un foulard : « Vous comprenez, je ne veux faire de peine à personne. » J'ai touché du doigt la force intérieure de l'être humain devant l'adversité ; cette force intérieure lumineuse, transparente, qui transporte les montagnes.

52 cas étudiés, ce n'est certes pas beaucoup. Je vois d'ici la mine décomposée des grands statisticiens qui penseront aux études multicentriques effectuées sur 300 000 personnes, mais qui, malheureusement, n'ont jamais rien donné.

2) LES MASTOPATHIES BÉNIGNES ET LES MASTODYNIES

50 femmes souffrant de douleurs des seins ou de seins à risque ont répondu à mon interrogatoire. On retrouve chez ces femmes les antécédents que j'ai décrits pour les cancers du sein, avec notamment le dégoût du lait pour la moitié d'entre elles. Le plus intéressant a été de constater que l'arrêt de tout laitage s'est avéré très efficace. Sur 10 femmes souffrant de violentes douleurs invalidantes des seins, 10 m'ont dit avoir été soulagées après 3 mois de suppression de produits laitiers. Encore un argument qui n'est pas formel mais qui laisse rêveur !

4. ARGUMENTS BIOLOGIQUES

Jusqu'à présent, les arguments développés dans ce livre ont permis d'avoir une idée grossière sur la relation entre lait et cancer du sein.

Pour peu que l'on soit cartésien (et c'est mon cas), on aimerait en savoir plus sur la biologie. Car enfin, au siècle de la technologie triomphante, ne serait-il pas possible d'utiliser des examens sanguins permettant de calculer cette fameuse intolérance aux laitages dans les pathologies mammaires ?

C'est cette question que j'ai posée à l'une de mes amies, spécialiste en immunologie. Je me suis ouvert à elle et lui ai demandé s'il existait des moyens biologiques capables de mettre en évidence une intolérance alimentaire.

Elle me confirma que la notion d'intolérance était très floue et qu'il n'était pas aisé de la détecter par des examens sanguins standard. Elle me conseilla cependant de faire pratiquer chez mes malades un examen de sang rarement utilisé : le test de transformation lymphoblastique (T.T.L.) aux protéines de lait de vache.

« Peut-être obtiendrez-vous des résultats », ajouta-t-elle.

1) LE TEST DE TRANSFORMATION LYMPHOBLASTIQUE OU T.T.L.

Ce test fait appel aux capacités immunologiques de certains globules blancs, les lymphocytes. Ces lymphocytes ont une mémoire de plusieurs années, et sont capables de se souvenir d'un agresseur, et à partir de là de le combattre.

Cette explication est schématique, mais parfaitement exacte. Ce sont les lymphocytes qui supportent la mémoire mise en jeu lors des vaccinations. Lors d'un vaccin, on injecte dans l'organisme une substance toxique. Ces lymphocytes vont alors se spécialiser dans la lutte contre cette substance toxique, et créer ainsi une immunité.

Dans le cas des laitages, il s'agit de savoir, grâce au test de transformation lymphoblastique, si le lymphocyte considère le lait comme un agresseur ou non, et donc de savoir si ce dernier constitue un élément toxique pour l'organisme.

Ce test est sur le plan technique relativement simple à réaliser. Il s'agit de prélever du sang dans un tube hépariné pour qu'il ne coagule pas, puis de placer durant 5 jours les lymphocytes contenus dans le sang en présence de protéines de lait de vache, notamment la caséine, l'alphalactalbumine et la bétalactoglobuline.

Deux réactions sont possibles :

– Les lymphocytes ne considèrent pas les protéines de lait comme des agresseurs. Dans ce cas, ils ne se déforment pas, ne se transforment pas en défenseurs. Bref, n'attaquent pas les protéines, et le test est négatif.

– Les lymphocytes considèrent les protéines comme des agresseurs. Ils se transforment eux-mêmes en défenseurs de l'organisme, et attaquent les protéines. Le test est alors positif.

Le T.T.L. ne met pas en évidence une allergie, mais ce qu'on appelle une hypersensibilité « retardée ». Ces phénomènes d'hypersensibilité retardée sont rémanents dans le temps, et peuvent se manifester durant plusieurs années.

Jusqu'à présent, dans ce livre, j'ai employé le terme « intolérance ». Ce terme très générique est flou et imprécis. Dans ce chapitre, j'utiliserai dorénavant le terme d'« hypersensibilité » qui semble infiniment plus juste.

2) ÉTUDE PERSONNELLE

Content de ce nouveau moyen d'investigation, je décidai de contrôler par test sanguin les intolérances aux laitages de mes malades.

Dès le lendemain, à ma consultation, se présentait une jeune fille de 15 ans, Ninon, extrêmement fatiguée.

Elle se plaignait de migraines, de spasmophilie, et depuis des années ses parents consultaient spécialistes et médecins sans succès. Dès le premier regard, je notai chez elle une peau pâle, translucide. A la percussion de la joue, le signe de Chvosteck était bien présent. Je m'empressai donc de lui prescrire le test d'hypersensibilité aux protéines de lait de vache.

L'institut Pasteur me renvoya les résultats 10 jours plus tard, et je vis que cette jeune fille avait une hypersensibilité aux trois protéines du lait de vache : caséine, alphalactalbumine et bétalactoglobuline.

Un mois après environ, la mère de Ninon me téléphona et me signala que suite à ma demande, Ninon avait arrêté les laitages et ne souffrait plus de migraines, qu'elle n'était plus fatiguée. Elle me remercia et demanda à me consulter.

« Pourquoi ?

– Parce que je souffre des seins ! »

Je lui donnai rendez-vous le lendemain, l'interrogeai et l'examinai pendant une heure.

Elle avait 45 ans. Son histoire est maintenant imaginable pour le lecteur :

– allaitée partiellement jusqu'à 3 mois,

– otites et angines étant petite,

– eczéma à 6 mois,

– diarrhée à 10 mois avec diagnostic du pédiatre : intolérance aux laitages,

– suppression de tout laitage jusqu'à 10 ans,

– puis alimentation progressive au lait à partir de 10 ans,

– à 20 ans, apparition des douleurs des seins,

– suivie jusqu'à 43 ans pour seins à risque,

– opérée à 40 ans pour un nodule suspect, mais bénin, du sein droit.

A l'examen, sa peau était fine et elle avait ce fameux signe de Chvosteck. Je lui conseillai, comme à sa fille, de faire le test d'hypersensibilité aux protéines de lait de vache. Quelques jours après, celui-ci révélait une très forte sensibilité à la caséine et à la bétalactoglobuline.

Pour un début, ce n'était pas si mal. Je décidai donc de poursuivre et tâchai de voir si mes malades avaient des hypersensibilités retardées aux laitages.

Ce sont environ 200 T.T.L. que j'ai prescrits à mes malades, hommes, femmes et enfants. Au moindre signe suspect, je demandai un T.T.L. J'ai donc pu dégager certains éléments intéressants concernant la spasmophilie et les maladies du sein.

a) T.T.L. et spasmophilies

Les critères que j'ai retenus pour inclure les spasmophiles dans cette étude ont été les suivants : crise de tétanie avérée, associée à un signe de Chvosteck positif. J'ai pu examiner 85 femmes, hommes et jeunes enfants spasmophiles.

Sur 85 patients, 51 avaient un test positif et 34 un test négatif aux trois protéines de lait de vache.

Ce fait, extrêmement important, démontre de manière indubitable le lien biologique qui existe entre spasmophilie et laitages. Cela confirme les faits cliniques que j'avais observés.

Contrairement à ce que je pensais il y a quelques années, le lait est toxique pour les spasmophiles, non en raison du trop grand apport de calcium, mais surtout en raison de la toxicité protéinique.

Là, on peut supposer que le conflit entre lymphocytes et protéines de lait de vache crée un effet cytotoxique sur le système nerveux, avec apparition de signes d'hyperexcitabilité neuromusculaire. Cette cytotoxicité expliquerait aussi certaines migraines. En effet, des migraines avec T.T.L. positif ont disparu totalement après l'arrêt de l'alimentation en laitages.

Pour les 85 spasmophiles observés, 37 étaient des femmes au-dessus de 15 ans. Sur ces 37 patientes de 15 à 70 ans, 22 ont eu une maladie du sein : soit des seins à risque, soit des tumeurs bénignes opérées, soit des cancers.

Là encore, le lien entre spasmophilie et maladie du sein est évident. Les protéines de lait de vache ont un effet cytotoxique non seulement sur le système nerveux mais aussi sur les glandes mammaires.

Femmes de plus de 15 ans spasmophiles (37 cas)	T.T.L. positif 24 cas	T.T.L. négatif 13 cas	Total
Malades présentant une mastopathie	14	8	22
Patientes ne présentant pas de mastopathie	10	5	15
Total	24	13	37

Mise en évidence d'une relation existant entre T.T.L. et mastopathie chez mes malades spasmophiles

b) T.T.L. et mastopathies

Parmi les femmes qui ont subi le test de transformation lymphoblastique aux protéines de lait de vache, 56 avaient une mastopathie qui avait fait l'objet de soins en gynécologie : mastite importante, nodules du sein, tumeurs bénignes, tumeurs malignes.

L'âge moyen était de 41 ans. Le tiers d'entre elles souffrait de migraines, près d'une sur deux était spasmophile.

Sur ces 56 cas, 37, soit 66 %, présentaient un test positif aux protéines de lait de vache, et 19 cas, soit 34 %, un test négatif. Les protéines les plus en cause étaient la caséine (26 cas), la bétalactoglobuline (26 cas), suivi de l'alphalactalbumine (21 cas).

Une fois de plus, les faits observés par la clinique et par l'épidémiologie se confirment. Il existe un lien entre maladie du sein et hypersensibilité retardée aux protéines de lait de vache. Plus de la moitié des femmes souffrant des seins avaient une immunité perturbée devant les protéines du lait.

Malheureusement, je n'ai pas eu l'occasion de prescrire ce test à un nombre important de femmes porteuses de cancer du sein. Onze ont été testées. Ce chiffre n'est pas suffisant, et ne peut en aucun cas servir de statistique, mais il donne cependant une indication qui apparaît très instructive.

Sur 11 femmes porteuses de cancer du sein, 7 avaient un T.T.L. positif, 4 un T.T.L. négatif.

La première à qui j'ai proposé ce test était Christine, la petite princesse. Au fur et à mesure de mon travail, je lui ai expliqué ce que je faisais, et nous tâchions d'avancer ensemble chaque semaine.

Mastopathies (56 cas)	T.T.L. positif 37 cas soit 66 %	T.T.L. négatif 19 cas soit 34 %
Age moyen	42,7	40,5
Nombre moyen d'enfants	1,25	1,2
Nombre de cas souffrant de migraines	9	7
Hypersensibilité retardée à la caséine	26	
Hypersensibilité retardée à l'alphalactalbumine	21	
Hypersensibilité retardée à la bétalactoglobuline	26	
Nombre de patientes spasmophiles	14	8

Je lui ai prescrit le test et elle a effectué sa prise de sang. 15 jours plus tard, les résultats sont revenus totalement négatifs.

Elle m'a alors signalé que la prise de sang avait été faite peu après une séance de chimiothérapie. « Sans doute, me dit-elle, la chimiothérapie a-t-elle modifié les résultats. Voulez-vous que je fasse une autre prise de sang ? »

Ce qu'elle fit. A ce deuxième test, le résultat était sans ambiguïté. Elle souffrait d'une hypersensibilité retardée très importante à l'aphalactalbumine et à la bétalactoglobuline, ces deux protéines que l'on rencontre principalement dans le lait et les yaourts.

Sur les 6 autres femmes cancéreuses positives, 5 avaient une hypersensibilité retardée à l'alphalactalbumine et à la bétalactoglobuline. La sixième n'ayant subi qu'un test global, il n'a pas été possible de savoir quelle était la protéine en cause.

4 femmes cancéreuses testées ont eu un T.T.L. totalement négatif :

– L'une, née en 1934, dont le cancer du sein gauche avait été découvert en 1986 et traité par chirurgie, chimiothérapie et radiothérapie. Cette femme, professeur d'anglais, ne prenait aucun traitement lors du test sanguin. En revanche, elle avait un total dégoût du lait et des fromages, et n'en consommait pas depuis longtemps : elle avait remarqué que le moindre laitage lui provoquait dès le lendemain des migraines ophtalmiques intolérables. Peut-être cet arrêt de consommation des laitages explique-t-il un test négatif.

– L'une, née en 1941 et dont le cancer du sein avait été découvert en 1991, avait souffert à 40 ans d'angines inexpliquées. Elle consommait beaucoup de fromages. Sa peau était fine et fragile, et il existait chez elle un dermographisme [1].

– L'une, née en 1920, grande consommatrice de laitages. Son test est revenu négatif, mais elle subissait un lourd traitement avec certains dérivés cortisoniques et une chimiothérapie.

– La dernière n'avait pas d'antécédents particuliers. Agée de 70 ans, son test était lui aussi négatif.

Ces examens biologiques sur l'hypersensibilité aux protéines de lait de vache permettent d'apporter un

1. Un dermographisme est une réaction anormale de la peau qui devient rouge au toucher.

argument supplémentaire pour suspecter le rôle du lait dans les maladies bénignes ou malignes du sein. Les protéines testées par les laboratoires sont au nombre de trois, or il en existe d'autres dans le lait. Il serait sûrement intéressant de les tester pour connaître leur réel pouvoir toxique.

c) T.T.L. et hérédité

Lors de l'analyse des résultats, un fait m'a considérablement troublé. Il existe des familles dont l'hypersensibilité retardée au protéines de lait de vache semble héréditaire.

J'ai eu l'occasion de faire pratiquer ce test chez 2 frères et 2 sœurs, dont les âges variaient entre 17 et 12 ans. Les 4 enfants souffraient d'angines à répétition. A l'examen biologique, ils étaient hypersensibles à l'alphalactalbumine et à la caséine.

Dans une autre famille, 2 sœurs sont venues me consulter. L'une pour une fatigue et une spasmophilie très importante, l'autre pour une dépression nerveuse sévère. Les 2 sœurs de 28 et 26 ans avaient cette peau caractéristique de l'intolérance aux laitages. La première présentait une intolérance biologique à la caséine et à l'alphalactalbumine, la deuxième une intolérance à l'alphalactalbumine et à la bétalactoglobuline. Les deux souffraient de douleurs sévères au rein.

Mais l'histoire la plus frappante est sans doute celle de Gaétan et de sa sœur Rachel.

Gaétan, 20 ans, est venu me consulter en avril 1991, pour un eczéma généralisé. Il avait souffert de cet eczéma jusqu'à 8 ans. A cet âge, l'eczéma avait disparu et était survenu un asthme (ce phénomène est fréquent).

Lorsque je le vis pour la première fois, il avait un eczéma géant, apparu brutalement 2 ans auparavant, à l'âge de 18 ans. Suspectant une intolérance au lait, je lui demandai de passer 3 mois plus tard, en juillet, après avoir suivi un régime strict sans lait. Il revint pour me dire qu'il avait une amélioration à 70 % de son eczéma, et qu'il supportait le soleil. Je le revis en octobre. L'eczéma avait disparu.

2 ans plus tard, en janvier 1993, sa sœur Rachel, âgée de 20 ans, me consulte pour une dépression sévère survenue un mois auparavant. Elle a arrêté ses études et, sans raison apparente, pleure du matin jusqu'au soir. Elle n'a pas été allaitée, a un signe de Chvosteck, qui traduit une spasmophilie. A elle aussi, je demande de supprimer les laitages. 2 mois plus tard, elle est rayonnante.

C'est seulement en octobre 1993 que j'ai proposé au frère et à la sœur de faire un T.T.L. aux protéines de lait de vache. Les deux tests revinrent très positifs.

Le cas d'Anne-Marie J. et de sa mère est tout aussi évocateur. Anne-Marie a 34 ans et vient me consulter pour une anorexie mentale. Durant sa vie, elle a souffert d'angines à répétition. Elle me signale des douleurs violentes des seins et une urticaire au soleil. Sa peau est très élastique, fine et pâle. Le T.T.L. pratiqué indique une hypersensibilité aux trois protéines du lait de vache : caséine, alphalactalbumine et bétalactoglobuline.

Durant notre entretien, elle me signale que sa mère a eu un cancer du sein. Je demande à Anne-Marie de convaincre cette dernière de faire le test. Le test réalisé chez sa mère revient lui aussi très positif à la caséine, l'alphalactalbumine et la bétalactoglobuline.

Cette notion d'hérédité de l'hypersensibilité aux protéines de lait de vache est d'autant plus intéressante que le cancer du sein comporte un facteur héréditaire !

d) *T.T.L. et alimentation*

L'alimentation peut-elle avoir un rôle dans l'apparition d'une hypersensibilité retardée aux protéines de lait de vache ?

Voici une histoire peu banale.

Il s'agit de deux sœurs de 35 ans, Patricia et Dominique, vraies jumelles et donc porteuses du même patrimoine génétique. Patricia est une très jolie jeune femme et vient me consulter pour un trouble de la stérilité. A l'interrogatoire, elle me signale qu'elle souffre de douleurs des seins juste avant les règles. En revanche, elle ignore si sa sœur jumelle, Dominique, présente les mêmes douleurs. De mon cabinet médical, nous téléphonons à la sœur, qui nous apprend qu'elle n'a jamais souffert des seins. Je prescris à toutes les deux un T.T.L.

Seule Patricia a un test positif à la caséine. Cette observation est unique en son genre car dans ce cas précis, seule l'alimentation a pu créer une différence de pathologie entre les deux sœurs. Or, renseignements pris, Dominique et Patricia ne faisaient pas le même poids à la naissance : Patricia pesait 2 kg et Dominique 2,5 kg. Patricia avait été nourrie de manière artificielle pour grossir plus rapidement ! Seule une des deux sœurs a gardé le souvenir immunitaire contre la caséine et, curieusement, elle est la seule à souffrir de douleurs aux seins.

e) *T.T.L. et migraines*

Jusqu'à présent, dans la description des femmes porteuses de cancers du sein, tous les auteurs ont noté une prédisposition à l'anxiété. Cela pourrait sans doute fort bien s'expliquer par la neurotoxicité des protéines de lait de vache. En revanche, peu d'auteurs insistent sur les antécédents migraineux des femmes atteintes de mastopathies.

Dans notre étude, j'ai noté qu'un tiers des femmes souffrant des seins souffraient aussi de migraines.

Le cas d'Armande reflète celui de plusieurs malades.

Elle a 44 ans et est célibataire. Elle est venue me consulter pour des migraines effroyables lui interdisant de travailler à plein temps. Voici son histoire :

– Armande, non allaitée, souffre à la sortie de la maternité de vomissements très importants avec déshydratation nécessitant une hospitalisation.

– Durant l'enfance, elle ne manifeste aucun signe particulier.

– De 17 à 30 ans elle souffre :

• d'angines à répétition, rebelles à tout traitement antibiotique,

• de rhume des foins,

• de vomissements réguliers,

• de constipation opiniâtre,

• de douleurs abdominales ; en outre, elle se sent toujours « gelée ».

– A partir de 35 ans apparaissent des migraines épouvantables : une fois par mois au début, puis une fois par semaine. Des douleurs battantes sur les temporaux commencent par le côté droit et se diffusent dans toute la tête. Ces migraines durent 3 jours et s'accompagnent de vomissements. Durant ces périodes, Armande s'alite et ne supporte ni bruit ni lumière. Elle essaye tous les traitements, en vain.

Son état se complique :

– apparition d'un trouble des règles,

– insomnies majeures suivies d'une dépression nerveuse,

– fatigue permanente : « Je suis épuisée »,

– douleurs violentes des seins.

A l'examen, Armande a une peau très fine et élastique et des plis autour de la bouche.

Son test de transformation lymphoblastique s'avère très positif à la caséine, négatif à la bétalactoglobuline, négatif à l'alphalactalbumine.

Au bout de 15 jours, l'arrêt des laitages (elle en prenait beaucoup) a totalement stoppé les migraines et a diminué de 30 % les douleurs des seins.

3) HYPOTHÈSE BIOLOGIQUE SUR LE CANCER DU SEIN

Les douleurs des seins associés à d'autres signes – migraines, dermographisme, anxiété – imposent l'idée que dans les pathologies mammaires se développe un processus morbide très général, avec une toxicité cellulaire principalement révélée sur le système nerveux, le système cutané, le système mammaire.

La pathologie mammaire et principalement le cancer du sein participent d'une pathologie plus large provoquée par la toxicité des protéines de lait de vache et mise en évidence par les tests de transformation lymphoblastique. A partir de là, trois questions se posent :

– Pourquoi les femmes sont-elles les cibles privilégiées de la toxicité des protéines de lait de vache ?

– Pourquoi certaines femmes sont-elles hypersensibles alors que d'autres ne le sont pas ?

– Quel est le processus biologique qui peut enclencher la naissance d'un cancer ?

a) Pourquoi les femmes sont-elles les cibles privilégiées de la toxicité des protéines de lait de vache ?

L'hypersensibilité retardée aux protéines de lait de vache se rencontre plus volontiers chez les femmes, de même que la spasmophilie, les migraines et le cancer du sein. On peut émettre l'hypothèse que les œstrogènes augmentent l'hypersensibilité alimentaire en général. J'ai remarqué que certaines migraines dues aux laitages se manifestaient principalement avant les règles. D'où l'idée de migraines cataméniales provoquées par un climat hormonal différent. Je pense que le climat hormonal n'est là qu'un révélateur d'une pathologie préexistante. C'est un peu le cas de l'arthrose du genou. Quand un arthrosique marche en terrain plat, il ne souffre d'aucune douleur. Lorsqu'il monte un escalier, les douleurs apparaissent. Cela ne veut pas dire que l'escalier provoque l'arthrose. Le principe des migraines d'origine alimentaire est le même. Le climat hormonal révèle la pathologie à un moment précis du cycle.

b) Pourquoi certaines femmes sont-elles hypersensibles alors que d'autres ne le sont pas ?

Comme nous l'avons vu, l'allaitement au sein et l'alimentation du jeune enfant peuvent déterminer une hypersensibilité retardée aux protéines de lait de vache. Un enfant mis dès sa naissance au contact du lait de vache a plus de risques de développer une hypersensibilité retardée qui peut le perturber toute une vie.

Il n'empêche que certaines femmes allaitées en souffrent. Peut-être est-ce dû au départ à une malabsorption intestinale créée par un défaut enzymatique. Nous savons qu'il existe des enzymes comme la lactase dont le rôle est de dégrader le lait. Peut-on imaginer qu'en l'absence de ces enzymes (absence congénitale), le lait et ses protéines deviendraient toxiques pour l'organisme et stimuleraient par là même une défense immunitaire de type hypersensibilité retardée ?

Cela expliquerait pourquoi certaines familles présentent des intolérances au lait révélées par les tests de transformation lymphoblastique, et d'autres non.

c) Quel est le processus biologique qui peut enclencher la naissance d'un cancer ?

Pourquoi une hypersensibilité aux protéines de lait de vache engendrerait-elle une mastopathie ?

Cela reste mystérieux mais certaines pistes peuvent être dégagées. Lorsqu'une femme a de violentes douleurs au sein, il est nécessaire de lui supprimer l'apport en laitages pendant plusieurs mois pour la soulager.

Cela veut dire que malgré l'arrêt des laitages, le processus de défense de l'organisme continue. Cette constatation implique un processus d'immunité retardée, portée par les lymphocytes.

Il est possible d'imaginer que certaines cibles du sein ressemblent de manière immunologique aux protéines du lait de vache, et soient l'objet d'une attaque lymphocytaire. Ce conflit immunitaire pourrait créer dans un premier temps une inflammation mammaire, et dans un deuxième temps une induction cancéreuse.

En effet, il est extrêmement courant d'observer chez une femme, avant un cancer du sein, des épisodes de tension mammaire avec des signes inflammatoires.

Ces processus inflammatoires dureraient pendant plusieurs années, et se manifesteraient d'autant plus que la consommation en produits laitiers serait importante.

Conclusion

Jusqu'à présent, la prévention du cancer du sein proposée par les pouvoirs publics et les différents acteurs du système de santé (ministère, Sécurité sociale, mutuelles) se fait grâce à la mammographie systématique. Cette surveillance radiologique associée à une visite régulière chez un gynécologue permet de dépister quelques cas de cancer débutants et donc de les traiter le plus tôt possible. En France, certains départements comme le Rhône ont systématiquement envoyé des lettres de convocation pour une mammographie à toutes les femmes de plus de 50 ans.

Ce système est louable. Il est cependant très difficile à mettre en œuvre et donc à exploiter. D'abord pour des raisons de coût. Proposer une mammographie annuelle à toutes les femmes au-dessus de 50 ans nécessite une effort financier d'une très grande ampleur. Pour des raisons psychologiques, beaucoup refusent de répondre à des convocations envoyées par des organismes qu'elles ne connaissent pas. Enfin, ce système de dépistage axé sur les femmes de plus de 50 ans exclut totalement les plus jeunes, pour lesquelles le risque cancérigène est pourtant bien réel.

Si l'on veut aujourd'hui dépister le plus de cancers du sein et le plus tôt, il est à mon avis nécessaire de cibler au mieux celles qui présentent le plus de risques de développer cette maladie. Le cancer du sein ne doit plus être considéré comme un accident imprévisible. Dans la majorité des cas, il constitue l'aboutissement probable et possible d'une maladie très générale qu'on devrait diagnostiquer très précocement. Il s'agit donc de définir cette maladie pour la reconnaître. Tout médecin devrait pouvoir, après un entretien de quelques minutes avec sa patiente, déterminer chez elle ce profil grâce à certains symptômes évocateurs. Le cas échéant, il pourra prescrire des tests sanguins pour confirmer ou infirmer le diagnostic. Cette maladie, pour l'instant ignorée, pourrait être nommée : l'Hypersensibilité retardée aux protéines de lait de vache. Ou, par simplification, Hypersensibilité au lait.

Nous l'avons vu, elle peut souvent débuter dès la petite enfance suite au non-allaitement, à un allaitement partiel, ou peut-être en raison d'une prédisposition familiale. Elle peut également apparaître plus tard après une hépatite virale ou des cures d'antibiotiques. Dans tous les cas, il importe de suivre régulièrement les patientes prédisposées à ce type d'intolérance : prévenir, c'est déjà guérir.

TROISIÈME PARTIE
COMMENT PRÉVENIR ?

1

LE PORTRAIT TYPE DE LA FEMME À RISQUE

Quand un médecin rencontre un patient pour la première fois, il note le maximum d'informations. La manière de marcher, de s'asseoir, de s'habiller, la coupe de cheveux, la poignée de main, le regard droit ou fuyant, parfois la qualité du parfum, tous ces menus détails ont leur importance dans la perception, la compréhension du malade et parfois l'élaboration du diagnostic.

Mais c'est surtout à l'interrogatoire que le médecin va retrouver des antécédents médicaux, chirurgicaux, familiaux et personnels qui attireront son attention sur une éventuelle hypersensibilité au lait.

1. LES ANTÉCÉDENTS CHIRURGICAUX

A la question : Avez-vous été opérée ? la réponse est généralement négative ou porte sur des interventions comme l'utérus, la vésicule biliaire, etc. Les femmes oublient souvent de parler des chirurgies réalisées durant l'enfance. Il faut alors poser la question : « Et les amygdales ? » Très souvent la femme répondra : « Ah oui, j'oubliais. »

Ce renseignement est pourtant évocateur. En effet, l'ablation des amygdales, même si elle a été dans le passé pratiquée à tort et à travers, est une preuve indirecte de l'existence d'angines à répétition pendant l'enfance, qui, sans être formelle, oriente vers une possible intolérance au lait de vache.

2. LES ANTÉCÉDENTS MÉDICAUX

La femme porteuse d'une pathologie mammaire, surtout si elle est jeune, n'a pas ou peu été allaitée. Elle (ou son entourage) décrit des signes précoces d'intolérance au lait de vache : vomissements, diarrhées, douleurs abdominales au cours des 2 premiers mois de la vie.

Durant la première enfance, d'autres signes sont très évocateurs :

– eczéma précoce,
– otites moyennes et angines à répétition,

– bronchites asthmatiforme,
– troubles du sommeil.

Ils se transforment vers l'âge de 4-5 ans en :
– un dégoût du lait,
– de la nervosité,
– des troubles du sommeil,
– des angoisses,
– de l'urticaire au soleil,
– de l'asthme.

Ces signes, que l'on peut retrouver d'après des ordonnances ou d'après l'interrogatoire de l'entourage, sont d'autant plus significatifs qu'ils se multiplient. Les angines seules ne sont pas dues forcément à une hypersensibilité au lait. Associées à un eczéma et à une diarrhée chronique, elles laisseront davantage suspecter un problème alimentaire, a fortiori si elles sont répétées.

Curieusement, entre 7 et 13 ans, l'hypersensibilité au lait se manifeste peu. C'est au moment des premières règles que d'autres signes vont naître. Cela peut s'expliquer par le fait que le métabolisme de la jeune fille change. Les hormones stéroïdes sécrétées à cette période par l'organisme à des taux très élevés diminuent les seuils de sensibilité aux aliments et à d'autres allergènes.

Le médecin recherchera donc les antécédents suivants durant la puberté et après :
– dégoût du lait ;
– signes de spasmophilie : fatigue, hypotension artérielle, fourmillements dans les membres supérieurs et inférieurs augmentés par l'hyperventilation forcée ; ces spasmes musculaires sont surtout sensibles sur la musculature du visage (impression que les paupières battent toutes seules) et sur celle de l'intestin (crampes abdominales) ;

– signes intestinaux : constipation opiniâtre ou diarrhée inexplicable ;

– migraines fréquentes sans horaire particulier et difficiles à calmer par les procédés habituels ;

– syndrome de Raynaud : les doigts, parfois les pieds, deviennent blancs et douloureux au froid ;

– asthme ou eczéma ;

– douleurs des seins avant les règles ou dans la deuxième partie du cycle.

Tous ces signes ne sont pas pathognomoniques de l'hypersensibilité au lait mais doivent attirer l'attention du praticien.

3. LES ANTÉCÉDENTS FAMILIAUX

La recherche des maladies survenues dans la famille est importante. Une femme porteuse d'un cancer du sein a souvent des collatéraux ayant souffert de cette affection : mère, tante, grand-mère, grand-tante, cousine, fille... En conséquence, la présence d'un ou plusieurs cancers du sein parmi les proches en augmente considérablement le risque chez une femme.

Il ne faut pas se contenter de ces seuls renseignements. En effet, l'hypersensibilité au lait, tout comme le cancer du sein, semble être familiale et se manifeste par d'autres signes qu'il faut rechercher dans la famille : migraine, eczéma, angines à répétition... Une femme prédisposée au cancer du sein aura souvent d'autres membres de sa famille souffrant d'hypersensibilité retardée. A ce propos, je donnerai l'exemple de la famille F.

Denise F. est venue me consulter pour une mastose très importante. Elle avait eu dans l'enfance beaucoup d'angines et une diarrhée inexplicable. Sa peau était très fine, translucide et elle avait de nombreuses rides autour des lèvres. Son T.T.L. était très positif à la caséine et à l'alphalactalbumine, mais principalement à la bétalactoglobuline. Elle était suivie régulièrement à Lyon par le professeur D. pour un sein à haut risque. Elle m'a expliqué longuement ses problèmes de famille ; son oncle souffrait depuis l'enfance de troubles intestinaux. J'ai demandé d'ailleurs à cet oncle, qui habitait Lyon, de pratiquer un T.T.L. qui est revenu positif à l'alphalactalbumine et à la bétalactoglobuline.

Voici la généalogie de Denise F. Il semble qu'elle et sa famille présentent des symptômes qu'on pourrait relier à une hypersensibilité au lait.

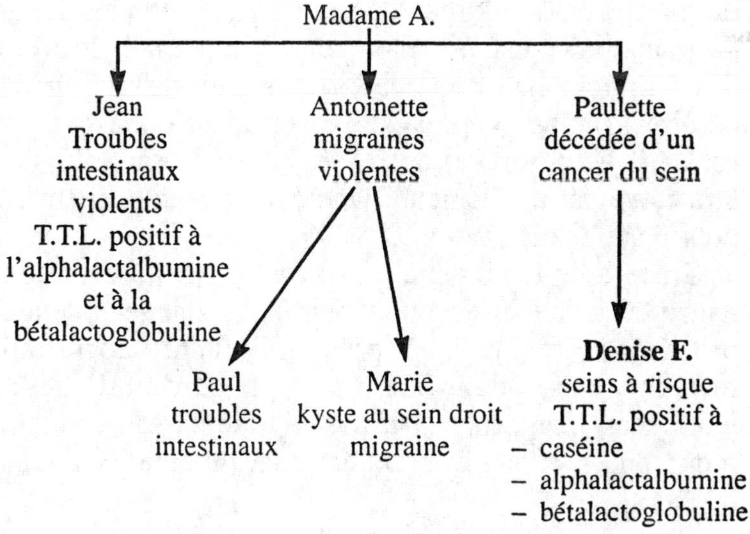

4. L'EXAMEN CLINIQUE

L'interrogatoire terminé, le médecin va pouvoir examiner sa patiente afin de déceler un éventuel aspect cutané particulier.

La peau est fine et lisse. Au toucher, elle est fragile et garde des empreintes rouges si on la pince. Il est possible d'apprécier cette fragilité par la mise en évidence d'un dermographisme.

Le médecin va dessiner sur le dos de son malade avec une pointe mousse. Dans les secondes qui suivent, le dessin apparaît sous forme de traits rouges créés par une réaction anormale de la peau. Durant son examen, le médecin devra rechercher aussi le fameux signe de Chvosteck.

Quel que soit l'âge de la malade, il est alors impératif d'étudier son alimentation et d'apprécier la quantité de laitages ingérés, puis de prescrire le cas échéant un test de transformation lymphoblastique aux protéines de lait de vache. Ce test n'explore que l'immunité face aux trois principales protéines. Il en existe cependant d'autres, moins agressives. Ce test n'est donc pas, s'il est négatif, un brevet à 100 % de bonne santé. Il doit être étayé par un élément d'appréciation supplémentaire pour poser le diagnostic.

Grâce à ce diagnostic, il va être possible de reconnaître les jeunes filles ou les femmes à risque et de leur proposer un régime approprié, en limitant l'apport alimentaire en produits laitiers et en suivant l'état de leurs seins par des palpations régulières et des mammographies annuelles systématiques, et cela bien avant 50 ans.

Est-ce à dire qu'avec cette méthode de prévention, tous les cancers du sein seraient dépistés à temps ? Sûrement non. Il en restera 10 à 20 % qui se développent chez des femmes dont le terrain ne ressemble pas à celui que j'ai décrit. Ces cancers d'origine génétique ne sont pas liés à une mauvaise alimentation et se développeraient quel que soit le régime suivi.

2

LE LAIT : À BANNIR TOTALEMENT ?

1. LAIT ET CALCIFICATION DU SQUELETTE : UN FAUX PROBLÈME

En juin 1993, à l'occasion d'un cours que je donnais à Valence en Espagne, je discourais sur les problèmes du lait. Un des médecins de l'assistance souleva une question, d'ailleurs récurrente :

« Mais, monsieur, si nous supprimons une partie des laitages dans l'alimentation, nous supprimons une partie de l'apport en calcium, et nous allons observer des décalcifications chez la femme ! »

Sans doute le lecteur au fait de l'actualité médicale, s'est-il déjà longuement posé la question au fil de ces pages. Que devient le squelette lorsque nous diminuons l'apport de laitages ?

L'homme seul consomme du lait à l'état adulte. L'animal, lui, n'en boit pas. Or, autant que je sache, et d'après de multiples confrontations avec des vétérinaires, il ne semble pas que le squelette de l'animal soit moins calcifié que celui de l'humain. A ma connaissance, le seul animal souffrant parfois de problèmes calciques est la vache, après sa mise bas. Elle présente alors des symptômes qui s'apparentent aux crises de tétanie chez la femme. Les vétérinaires, informés de cette pathologie, prescrivent des minéraux à l'occasion du vêlage pour prévenir cette maladie, qui ne dure que 3 ou 4 semaines.

Certaines peuplades ne consomment pratiquement pas de lait. J'ai eu la chance de me rendre en Inde et au Népal, en 1984, pour y faire en trek le tour de l'Annapurna. Lors de ces randonnées d'un mois, il n'est pas possible d'emporter des vivres et le touriste doit se nourrir chez l'habitant. J'ai été extrêmement étonné de constater la pauvreté de l'alimentation en laitages. Le Népalais consomme de temps en temps, peut-être une fois par semaine, du beurre de yack, composition à base de lait de yack au goût très particulier. Il n'en reste pas moins que les Népalais sont des gens forts et endurants. Il suffit de se balader entre Népal et Tibet pour croiser les fameux sherpas qui portent sur leur dos, à l'aide d'une sangle attachée au front, des charges pouvant atteindre 80 kg. Ces sherpas peuvent marcher 10 heures par jour, et monter leur fardeau jusqu'à 4 000 m d'altitude sans en être affectés.

La Chine et le Japon consomment également très peu de lait. Le Japonais pourtant, dont le niveau de vie est comparable au nôtre, n'a pas à ma connaissance plus de problèmes de calcification qu'un Français.

Les plus grands décalcifiés que j'ai eu l'occasion de rencontrer étaient de gros buveurs de lait.

Lors de la conférence en Espagne que j'évoquais plus haut, un des médecins se leva pour répondre à son confrère. Il raconta l'histoire de sa mère, atteinte d'un ulcère à l'estomac, et qui, pour calmer ses douleurs, avait ingurgité un litre de lait par jour pendant des années. Lorsqu'elle mourut à l'âge de 70 ans, son squelette était totalement décalcifié.

J'ai eu pour ma part l'occasion d'observer ce phénomène plusieurs fois, notamment chez une femme dont l'ostéoporose était considérable. Elle était venue me demander conseil pour une douleur sciatique. La radiographie lombaire qu'elle m'avait montrée était impressionnante. La trame osseuse n'existait presque plus, les os étaient transparents. Cette femme avait été soignée 30 ans durant avec un gramme de calcium par jour, pour traiter une spasmophilie.

Les différentes études sur la calcification du squelette sont discutables. La théorie universitaire dans tous les pays développés consiste à dire : « Il manque du calcium dans l'os, donc donnons du calcium ! » Ce raisonnement est simpliste, et procède de ces habitudes médicales dont le bien-fondé est discutable.

L'organisme n'est ni plus ni moins qu'une mémoire. Mémoire génétique par nos chromosomes, qui remontent à la nuit des temps, et mémoire acquise, à la fois consciente et inconsciente. Ainsi, notre organisme va adapter, grâce à des noyaux du système nerveux, nos réactions biologiques en fonction des différentes expériences vécues auparavant.

Bien qu'aucune étude n'ait été réalisée à propos du calcium, je pense que cette mémoire joue sur sa régulation et son économie dans l'organisme. Plus l'apport est important, plus l'organisme en rejette. A tel point que l'organisme, par mémoire, finit par rejeter le calcium même quand l'apport est plus faible. C'est alors que survient la décalcification.

En ce qui concerne l'apport du calcium à l'organisme, je dirais donc que :

– une insuffisance est préjudiciable,

– un excès est préjudiciable,

– seul un apport équilibré permet une calcification osseuse normale.

Bien entendu, cette hypothèse, qui va à l'encontre des thèses actuelles, m'a souvent valu des réactions d'incrédulité. Ainsi, cette femme des environs de Lyon qui vint me trouver un matin l'air un peu narquois :

« Docteur, j'ai vu hier une émission à la TV sur l'ostéoporose. Vous m'avez demandé de supprimer tout laitage depuis 5 ans. Pouvez-vous me faire passer une ostéométrie ? »

Il n'y a rien de plus désagréable que les émissions médicales. Certes elles font recette mais, malgré les sommités qui sont invitées, il s'y débite tant de sottises que le Français, malade potentiel, non seulement n'apprend rien, mais a l'impression d'apprendre... ce qui est pire !

L'ostéométrie est un examen qui permet d'apprécier la teneur en calcium des os. Aussi lui répondis-je, très courtois :

« Bien sûr, madame, c'est une excellente idée ! »

Cette femme revint me voir quelques semaines plus tard avec sous le bras sa pochette d'examen. Elle souriait. Je lus le compte rendu :

Calcification du squelette supérieure à la moyenne de son âge (58 ans).

J'avais regagné sa confiance.

La calcification du squelette pose aujourd'hui problème car l'ostéoporose est une maladie dont l'incidence augmente dans nos civilisations occidentales : les hommes et les femmes vivent plus longtemps, et les fractures (surtout celles du col du fémur) nécessitent des interventions chirurgicales qui coûtent des sommes faramineuses aux différents systèmes de protection sociale.

A 90 ans, un tiers des femmes et un sixième des hommes aux Etats-Unis auront eu une fracture de la hanche. Dans 12 à 20 % des cas, la fracture ou ses complications seront mortelles, et la moitié de ceux qui survivront devront bénéficier de soins infirmiers à long terme.

Curieusement, c'est dans les pays les plus développés que l'on note le plus grand nombre de fractures de la hanche, donc de l'ostéoporose. Les taux d'incidence varient de 1 à 20, même si on les ajuste selon l'âge.

Le taux d'ostéoporose semble augmenter rapidement, pour des raisons encore mal définies, et l'on peut parler de proportions endémiques dans de nombreux pays développés.

De façon générale, l'ostéoporose fragilise les os par une baisse de la densité osseuse. Celle-ci varie au cours de la vie : elle augmente pendant l'enfance, plafonne vers l'âge de 20 ans, puis diminue au moment de la ménopause chez les femmes (50 ans en moyenne) et vers 55 ans chez les hommes.

La densité osseuse est influencée par cinq facteurs connus :

a) Le déficit en œstrogènes qui s'observe chez la femme au moment de la ménopause, ou chez celles qui ont subi une ablation des ovaires.

b) L'inactivité physique de plus en plus importante dans nos pays.

c) La consommation de tabac en hausse chez la femme.

d) L'alcool et les traitements médicamenteux. La densité osseuse est moins élevée chez les gros buveurs. Cette perte plus importante est peut-être liée aux perturbations métaboliques et endocriniennes provoquées par l'alcool.

e) L'apport en calcium. Il semble certain que l'apport en calcium doit être important chez l'enfant, qui a besoin de construire son squelette. « En revanche, il n'est nullement certain que l'apport calcique soit déterminant pour la densité ou la perte osseuse à l'âge adulte. » (Rapport d'un groupe d'étude de l'O.M.S.)

Il est intéressant de noter que les fractures de la hanche sont plus nombreuses aux Etats-Unis, où l'apport en laitages est très important, alors que dans certains pays où l'apport en laitages est faible, les fractures de la hanche sont peu nombreuses.

Là aussi, un fait est troublant. Le fameux bon sens populaire dit que « le lait est bon pour la calcification ». Or, les trois pays où l'on observe le plus de fractures de la hanche, donc d'ostéoporose, à savoir les Etats-Unis, la Nouvelle-Zélande, la Suède, comptent parmi les plus grands consommateurs de laitages au monde !

Incidence [1] de la fracture de la hanche par région et par sexe [2]

Pays ou ville	Femmes (F)	Hommes (H)	Rapport F/H	Consommation de laitages
Etats-Unis	101,6	50,5	2,01	248 l/an
Nouvelle-Zélande	96,8	35,2	1,79	224,6 l/an
Suède	87,2	38,2	2,75	281,6 l/an
Jérusalem	69,9	42,8	1,63	206 l/an
Royaume-Uni	63,1	29,3	2,15	178,35 l/an
Pays-Bas	51,1	28,5	1,80	281 l/an
Finlande	49,9	27,4	1,78	389,9 l/an
Yougoslavie [3]	39,2	37,3	1,03	160 l/an
Hong-kong	31,3	27,2	1,15	moins de 50 l/an
Yougoslavie [4]	17,3	18,2	0,95	
Singapour	15,3	26,5	0,58	environ 50 l/an
Afrique du Sud bantoue	5,3	5,6	0,94	très peu

1. Taux pour 100 000 habitants par an, ajusté en fonction de l'âge à la population des États-Unis en 1970. (O.M.S.)

2. Source : *Régime alimentaire, nutrition et prévention des maladies chroniques*, rapport d'un groupe d'étude de l'OMS, série des rapports techniques, n° 797, Organisation mondiale de la santé, Genève, 1990.

3. Régime pauvre en calcium.

4. Régime riche en calcium.

2. LA CONSOMMATION IDÉALE DE LAITAGES

A la lecture de ce livre, certaines femmes vont se poser la question de savoir quelle est la consommation idéale de laitages. On ne peut pas dire *a priori* qu'il existe une consommation chiffrée moyenne pour toutes les femmes. Chaque susceptibilité est différente. Certaines auront des hypersensibilités au lait pour une consommation minime, d'autres n'en n'auront pas pour une consommation importante.

On peut cependant dégager deux évidences très générales.

1. Le lait ne doit pas être la boisson de choix de l'adulte. Il vaut mieux éviter les boissons lactées sous toutes leurs formes car elles ne sont pas adaptées aux besoins physiologiques de l'homme ou de la femme.

2. Le fromage n'a pas les vertus qu'on veut bien lui attribuer. Il est gras, hypercalorique et fait grossir. Aussi n'est-il pas bon d'en abuser. De plus il contient jusqu'à 30 % de protéines qui peuvent être la source des hypersensibilités retardées.

A partir de ces deux évidences, il faut ensuite adapter sa consommation en fonction de sa propre sensibilité. Pour cela, je conseille de faire régulièrement le test d'exclusion et d'observer si les produits laitiers sont ou non source de fatigue.

Je pense cependant qu'un yaourt ou qu'une portion de fromage par jour ne peuvent être considérés comme excessifs, à condition toutefois que la cuisine environnante ne soit pas à base de produits laitiers.

Chez l'enfant, la consommation de laitages permet un apport indéniable en calcium, les laitages étant les aliments les plus calciques, suivis des amandes (250mg/100g).

Contenu en calcium en milligrammes pour 100 grammes

Lait en poudre écrémé	1 300
Comté	1 010
Gruyère	1 000
Fromage à pâte molle	180
Yaourt	140

Pour la solidité du squelette, il est indispensable que l'enfant bénéficie d'un apport calcique suffisant. Là aussi il faut savoir s'adapter. Chez l'enfant sain, la consommation importante de produits lactés n'aura pas d'incidence. En revanche, pour l'enfant hypersensible aux protéines de lait de vache, il faudra supprimer totalement l'apport en produits laitiers bovins et proposer une alimentation incluant des dérivés de lait de chèvre s'il n'y a pas d'intolérance, des dérivés de lait de soja, ou tout simplement un apport supplétif en calcium médicamenteux.

Tous les produits laitiers n'ont pas la même teneur en protéines. Pour 100 g, le lait en contient 3,2 g alors que le fromage en contient entre 20 et 28 g.

Le beurre quant à lui est composé principalement de lipides et ne contient pratiquement pas de protéines : entre 0,6 et 0,8 g pour 100 g.

	Protides en g	Lipides en g	Glucides en g	Calcium en mg	Vitamine A en ug ou équivalent rétinol (ER)
Lait de vache entier	3,2	3,6	4 à 5	120	30
Yaourt nature	4,1	1,2	5,2	174	15
Fromage pâte molle (camembert)	20	21	traces	150 à 380	225
Fromage pâte pressée cuite (emmental)	28	29	traces	900 à 11 100	270
Beurre	0,6 à 0,8	82	0,4 à 0,6	12 à 20	1 000

Ce qu'apportent les produits laitiers (pour 100 grammes).

Le lait entier contient de la caséine, de l'alphalactalbumine et de la bétalactoglobuline.

Durant la fabrication du fromage, une partie des protéines, principalement l'alphalactalbumine et la bétalactoglobuline, s'en va dans le lactosérum. Le fromage contient donc surtout de la caséine.

3

POUR UNE MEILLEURE HYGIÈNE DE VIE

Il y a quelques années, au cours de vacances d'été dans la maison familiale, je tombai par hasard sur un vieux livre d'un jésuite de la fin du XIXe siècle qui traitait de la morale quotidienne. Comment se lever, s'habiller, faire sa prière... Toute la journée y était passée en revue, et l'auteur prodiguait une multitude de conseils pratiques. Ce livre, que j'ai feuilleté avec un léger sourire, m'a cependant beaucoup donné à réfléchir.

Il existe bel et bien un ensemble de règles qui peuvent être appliquées par chacun afin de mener une vie meilleure et exempte d'accidents de santé.

Dans ce chapitre, j'exposerai les conseils que je donne à mes malades, et plus particulièrement aux femmes dont les structures, mentales et physiques, sont malmenées par nos sociétés matérialistes. Ce sont des conseils pour vivre en bonne santé, en harmonie et éviter ainsi, autant que faire se peut, des maladies graves, le cancer du sein en particulier.

1. L'ALIMENTATION

Montaigne, dont les mots s'égrènent souvent dans mon esprit, comme autant de vérités immuables, a écrit :

« Je hais les tristes gens qui ont l'esprit aux nues, quand leur ventre est à table ! »

Cette phrase résume tout à fait ma pensée. Pour prendre un repas profitable, il faut acquérir un moral et une morale de gourmet. L'aliment est au service de l'homme et non l'inverse.

1) UNE SALLE À MANGER CALME

Imaginons que vous vous trouviez dans votre salon, confortablement installé dans votre fauteuil, à l'heure de l'apéritif. Vous sirotez un porto en tâchant de chasser les mauvais souvenirs de la journée, bercé par une mélodie agréable.

Si, durant ce moment magique, vos narines détectent une odeur de brûlé venant de la cuisine, aussitôt, vous baissez le son de votre chaîne hi-fi pour mieux « sentir ». En effet, votre cerveau ne peut pas traiter plusieurs messages à la fois. L'odorat, le goût ne peuvent s'exercer que dans le calme. Ce phénomène est très connu du médecin, qui en use et en abuse lorsqu'il doit faire une piqûre à son malade. En parlant à son patient, non seulement il le distrait mais il sature son cerveau d'informations. Résultat, la sensation douloureuse sera atténuée.

Ces exemples permettent de comprendre pourquoi il est important de prendre ses repas dans une pièce calme. On ne peut savourer et apprécier un mets que dans une atmosphère reposante. Or, il est extrêmement important de flatter le goût et l'odorat de celui qui mange pour lui faire éprouver un plaisir simple.

Vous constaterez que la cuisine des cantines de collectivité est souvent infecte. Vous l'ingérez pourtant, car le bruit environnant des chaises, des conversations, des couteaux inhibe vos sens, et votre odorat en particulier. Si l'on vous servait la même nourriture à la maison, elle vous donnerait certainement des nausées !

2) UNE TABLE BIEN MISE

Dresser une table, quelle belle expression ! Une nappe, des assiettes bien agencées, quelques fleurs, une présentation digne ouvrent l'appétit.

La table, lieu de réunion, de discussion, d'apaisement et de rencontre, doit être accueillante. L'heure du repas n'est ni une habitude ni une contrainte, mais un rite quotidien, avec tout le cérémonial qui lui est affecté.

Toutes les civilisations attachent une extrême importance à la table, et principalement la civilisation judéochrétienne, pour qui le repas évoque une notion de partage et d'amour.

Malheureusement, le rite se perd. Par paresse, on déjeune sur une toile cirée. Les casseroles servent de plat pour ne pas salir la vaisselle. Aucun goût, aucune grâce ne se détachent de ce tableau. La nourriture devient pitance et l'homme un chien devant sa gamelle.

3) PAS DE TÉLÉVISION À TABLE

Certains lecteurs seront sans doute surpris que j'aborde ce sujet. Dans ma pratique médicale quotidienne, je suis hélas confronté au sérieux problème de la toxicomanie télévisée et de son cortège de symptômes dramatiques. Les ravages de la télévision tant sur le plan psychologique que somatique ne sont plus à prouver, ni chez l'enfant ni chez l'adulte.

La télévision, devenue au fil du temps un remède à l'ignorance, à la solitude et à la frustration affective, engendre du même coup ignorance, solitude et frustration affective. Cet outil, sans but commercial, aurait assurément pu s'avérer d'une grande utilité, si la rentabilité à tout prix n'avait rapidement créé une atmosphère détestable. Toutes les chaînes, dans tous les pays, veulent avant tout faire progresser leur taux d'écoute.

Les Romains auront eu leurs jeux du stade, nous, nous avons la télévision avec ses morts filmées, ses maladies ou ses faux apitoiements. Les téléspectateurs verseront une larme pour les Croates, pour le Rwanda, puis pour un transplanté du cœur. Il s'agit souvent de dévier le regard du téléspectateur, qui a l'impression de donner lorsqu'il s'est apitoyé. Cela apaise la conscience et vaut sans doute une bonne action. La publicité se charge ensuite de balayer l'écran et d'imposer de nouvelles images.

Au début de ce livre, je parlais du nombre croissant de maladies psychiatriques. Il est envisageable, d'un point de vue médical, que cette recrudescence soit explicable en partie par le petit écran. La télévision à table constitue une aberration pour plusieurs raisons.

Une bonne digestion est de meilleure qualité lorsqu'il n'y a pas de stress. Or, c'est au moment des repas que sont diffusées les informations, nécessitant un effort d'attention supplémentaire et ne comportant la plupart du temps aucun motif de réjouissement. Au contraire !

Le spectateur reçoit donc une quantité de stress non négligeable et va s'adrénaliser. Cette sécrétion provoque, par un phénomène complexe, une augmentation du taux de sucre, puis dans un deuxième temps des hypoglycémies, qui elles-mêmes déclenchent une sensation de faim. D'où repas stressé, tendance à l'obésité.

Hormis le stress provoqué par l'écoute de la TV à table, il serait bon d'étudier en détail la conduite alimentaire des téléspectateurs. La « publicité de bouche » à la télévision modifie totalement leur comportement en matière diététique. La plupart des publicités qui proposent des produits facilement consommables et souvent toxiques – chocolat, glaces, cacahuètes, yaourts, fromages – ont une influence non négligeable mais bien regrettable. Aussi souhaiterais-je que le lecteur n'ait plus les mêmes réactions alimentaires après la lecture de cet ouvrage. Les publicités sur le lait et ses bienfaits, le beurre, les yaourts, les crèmes délivrent à mon avis un message totalement faux, pour ne pas dire contraire à l'éthique. Comment pourrait-on tolérer cette publicité lorsqu'on suspecte très fortement l'abus des laitages dans la genèse des cancers du sein ?

4) À QUELLE HEURE PRENDRE SES REPAS ?

Les habitudes alimentaires diffèrent d'un pays à l'autre, et les horaires des repas fluctuent selon les cultures.

Quelles que soient les habitudes, un principe est à retenir : il est nécessaire de prendre ses repas à heures fixes. L'organisme a besoin de régularité pour s'adapter. En effet, les animaux en général, et l'homme par le fait même, ont des réactions biologiques commandées par une sorte d'horloge biologique naturelle.

Les sécrétions hormonales endocriniennes ne sont pas constantes, tout au long du nycthémère [1], mais adaptées selon l'heure de la journée. Le cas est bien connu pour le cortisol, mais d'autres hormones sont sécrétées à heures fixes, et il faut donc se plier à cette horloge. Quand l'heure est passée, la faim aussi a passé...

Malheureusement, les trépidations de la vie industrielle imposent des horaires de plus en plus incompatibles avec un rythme biologique.

Que penser des 3 x 8 heures, ou de certaines administrations dans lesquelles les employés ont du mal à adapter leur horloge biologique sur le plan du sommeil et de l'alimentation ?

Il s'ensuit souvent une obésité réactionnelle, la digestion ne se déroulant pas sereinement.

---

1. Période de 24 heures incluant veille et sommeil.

5) QUE MANGER ?

A chacun son propre régime. Il existe cependant certaines règles fondamentales à observer.

a) Eviter l'obésité

L'excès de poids est néfaste pour la santé. Tous les organismes sociaux le savent. Au Danemark par exemple, les assurances maladies augmentent la prime des personnes obèses qui refusent de perdre du poids.

Les excès de poids peuvent provenir de troubles endocriniens (hypothyroïdie par exemple), mais ces maladies sont rares. La plupart du temps, il s'agit surtout d'une alimentation trop riche ou mal adaptée.

Il n'y a pas de mystère. Lorsqu'on ne dépense pas les calories que l'on absorbe, on grossit.

Cette affirmation est sans doute un peu abrupte, mais elle se vérifie presque toujours. Certains individus mangeant peu grossissent de manière anormale, sans qu'on puisse déceler chez eux des troubles hormonaux. Ces cas, qui restent souvent mystérieux, sont attribués à un mauvais métabolisme.

Mais en général, éviter l'obésité c'est manger moins, manger mieux et faire de l'exercice.

b) Eviter de consommer trop de graisses

Relation entre certains composants alimentaires et le cancer

Site du cancer	Graisse	Poids corporel	Fibres	Fruits et légumes	Alcool	Aliments fumés, marinés, salés
Poumons				–		
Poitrine	+	+			+/–	
Côlon	++		–	–		
Prostate	++					
Vessie				–		
Rectum	+			–	+	
Endomètre		++				
Cavité buccale				–	+	
Estomac				–		+
Col de l'utérus						
Œsophage				–	++	+

+ *: association positive (augmentation de l'apport et des cancers)*

– *: association négative (augmentation de l'apport et diminution des cancers)*

Source : *Régime alimentaire, nutrition et prévention des maladies chroniques*, rapport d'un groupe d'étude de l'O.M.S., série des rapports techniques, n° 797, Organisation mondiale de la santé, Genève, 1990.

Un maximum de 30 % de l'apport énergétique en graisses a été suggéré comme acceptable pour éviter les maladies cardio-vasculaires, et certains cancers liés à la surconsommation de graisses (côlon, prostate, rectum).

Dans certains pays comme la France, les graisses fournissent plus de 41 % de l'apport énergétique.

La fourchette de 15 à 30 % de l'apport énergétique pour la consommation moyenne de lipides totaux a été fixée non seulement pour prévenir les maladies cardiovasculaires, mais aussi pour réduire la consommation d'acides gras saturés. Dans la plupart des pays développés, l'alimentation est trop riche en acides gras saturés, et les politiques visant à réduire la consommation de lipides totaux permettront peut-être d'entraîner une diminution de la quantité de ces acides dans l'alimentation.

c) Eviter les intolérances alimentaires

Nous l'avons vu, l'intolérance alimentaire peut devenir un élément prépondérant de mauvaise santé.

Elle provoque une fatigue anormale, et entraîne une obésité de compensation. Une personne fatiguée tâchera souvent de pallier sa fatigue par des excès alimentaires, qui ne résolvent en rien d'ailleurs la fatigue initiale.

Je recommanderais donc des aliments variés, sans hyperconsommation d'un en particulier.

En outre, le régime alimentaire décrit en Annexe 3 devrait être suivi une fois par an environ, car une intolérance alimentaire peut varier dans le temps, apparaître ou disparaître.

d) Eviter l'excès de laitage

Qu'il s'agisse de laitages à 40 % ou à 0 % de matières grasses, le lait et ses dérivés contiennent des protéines animales qui peuvent provoquer intolérance et allergie.

Il convient donc, et surtout chez la jeune fille à partir de l'âge de 16 ans, de ne pas consommer plus de deux portions de fromage par jour, ou de lui proposer des rations de yaourts de soja, qui compensent le désir de laitages.

e) Eviter les excès de viande

La consommation de viande a doublé ces 50 dernières années. Elle est passée de 47 kg par an et par habitant en 1936 à 110 kg par personne en 1985.

La consommation de viande est en relation significative avec la fréquence des cancers du côlon et du rectum. Contrairement à une idée reçue, la viande (même si elle est maigre) est très riche en graisses. Un beefsteak apporte 60 g de lipides.

Consommation de viande en France
(toutes viandes réunies)

1840 :	20 kg par personne et par an, soit 55 g par jour.
1900 :	38 kg par personne et par an, soit 104 g par jour
1930 :	45 kg par personne et par an, soit 120 g par jour.
1960 :	80 kg par personne et par an, soit 220 g par jour.
1975 :	90 kg par personne et par an, soit 250 g par jour.
1985 :	110 kg par personne et par an, soit 300 g par jour.

Extrait du livre *Changez l'alimentation. Prévention des cancers*, professeur Joyeux, Ecologie humaine, Editions Oeil.

Notre civilisation occidentale véhicule beaucoup d'idées reçues, en particulier que la viande procure une force particulière.

Quel que soit l'âge, je recommande de ne consommer de la viande que deux à trois fois par semaine, de préférence des volailles et du lapin. En ce qui concerne la cuisson, il est fortement déconseillé de consommer des viandes au grill, nettement plus cancérigènes à cause des benzopyrènes produits par la cuisson.

f) Eviter l'excès de sucres simples

Il existe deux sortes de sucres : les sucres à absorption lente et ceux à absorption rapide. Pour éviter l'obésité, les caries, les infections à staphylocoques, le diabète, il est raisonnable de ne point se gaver de sucres rapides :

- sucre (saccharose),
- pommes de terre,
- pâtes alimentaires,
- riz blanc,
- pain blanc,
- pain bis,
- miel,
- carottes,
- maïs,
- betteraves,
- gâteaux,
- biscuits,
- confitures,
- céréales raffinées sucrées,
- bananes,
- crèmes glacées,
- flans,
- alcool,
- bonbons,

et de consommer de préférence des sucres d'absorption lente :

- pain complet ou au son,
- riz complet,
- petits pois,
- céréales complètes (sans sucre),
- flocons d'avoine,
- jus de fruits frais (sans sucre),
- pain de seigle complet,

– pâtes complètes,
– haricots secs, haricots rouges, lentilles, pois chiches,
– fruits frais,
– marmelade de fruits sans sucre,
– fructose,
– soja,
– légumes verts, tomates, citrons, champignons.

g) Consommer des fibres et des vitamines : des légumes, des fruits, des céréales complètes

Les fibres végétales sont de longues molécules chimiques présentes dans les légumes, les fruits et les céréales. Elles ne sont pas absorbées par le tube digestif et favorisent le transit intestinal.

La consommation de fruits, de légumes, de céréales complètes apporte des éléments essentiels à une vie équilibrée. Là aussi, il faut choisir. Les légumes et les fruits sont souvent de qualité inégale. Les méthodes de production agricole actuelle ont tendance à rechercher la rentabilité et l'on force la croissance avec des moyens artificiels. Il est donc nécessaire de consommer autant que possible des légumes et des fruits dont la croissance a été la plus naturelle possible.

h) Comment faire cuire les aliments

La meilleure cuisson des légumes est celle à la vapeur. Ils conservent ainsi leurs sels minéraux, ainsi que les vitamines qui seraient en partie détruites dans l'eau bouillante.

Sur le plan gustatif, ce mode de cuisson conserve à l'aliment toute sa richesse et sa saveur.

Pour la cuisson de la viande, je conseille l'eau bouillante. Une viande bouillie perd sa graisse. Il n'est pas nécessaire de rajouter du beurre ni de l'huile pour conserver son goût.

2. AVOIR DES ENFANTS JEUNE ET ALLAITER

Nous l'avons vu précédemment, l'allaitement est une bonne pratique pour diminuer les risques d'avoir un cancer du sein. Il est donc capital d'allaiter d'une manière totale, et ce pendant si possible 6 mois.

Il faut éviter autant que possible l'allaitement mixte, et demander aux sages-femmes et puéricultrices de ne pas donner le biberon de minuit aux enfants. Mieux vaut réveiller la mère.

Le contact de l'enfant avec des protéines de vache, ne serait-ce qu'occasionnel, peut déclencher un processus immunitaire déterminant pour le reste de la vie, en partie responsable du cancer du sein chez la femme adulte.

Allaiter implique d'avoir un enfant jeune. Or, le développement culturel de la société occidentale a repoussé l'âge de la première grossesse. Le temps des Catherinettes est révolu. Une femme qui se marie à 30, 32 ou 35 ans est encore jeune, alors qu'auparavant on était *vieille fille* à 25 ans.

Je me souviens à ce propos d'une agrégée de lettres de 35 ans, mariée, sans enfant. Elle prenait la pilule car elle ne se sentait pas encore assez mûre pour avoir un enfant !

Une femme qui est mère jeune, et qui allaite jeune, se prémunit contre le cancer du sein mieux qu'une autre.

3. ET LA PILULE ?

Je ne peux passer sous silence le problème soulevé par les contraceptifs oraux. La pilule est-elle ou non cancérigène ? Sa mise sur le marché, il y a une trentaine d'années, est sans doute trop récente pour qu'on se forge une idée totalement exacte sur sa responsabilité dans le développement du cancer du sein.

Deux réflexions de bon sens peuvent être cependant dégagées.

Les œstrogènes, qui composent une partie des pilules anticonceptionnelles, sont cancérigènes. Il est donc licite de penser que la pilule a un effet cancérigène. Selon une étude du professeur Malcolm Pike, de Californie, il semblerait que : « Les cancers du sein avaient augmenté de 4 à 5 fois chez les femmes qui avaient pris la pilule 6 ans ou plus, avant l'âge de 25 ans, et que le risque était plus grand avec des pilules progestatives plus fortement dosées. »

Les affirmations du professeur Pike ont été par la suite contestées. Il semble néanmoins que la pilule, prise longtemps chez une femme jeune qui n'a pas allaité, puisse augmenter le risque de cancer du sein. Le professeur Joyeux, cancérologue, tolère une utilisation de la pilule durant 2 ans chez une femme qui a déjà allaité, tant il considère que ce produit est dangereux.

Le professeur Lucien Israël, dans la préface du livre d'Ellen Grant, *Amère Pilule*, éditions Oeil, est extrêmement incisif :

« S'agissant d'autres domaines, il est vraisemblable que les produits entraînant de telles conséquences n'auraient jamais reçu l'autorisation de mise sur le marché. » Cela a au moins le mérite d'être clair.

Ma deuxième réflexion est très générale. La pilule modifie totalement le comportement sexuel de la femme. Ses relations sexuelles plus précoces ainsi que le recul de l'âge de sa première grossesse modifient totalement son écosystème et accroissent le risque de cancer du sein. La multiplicité des relations sexuelles favorise également les infections. Aussi suis-je très prudent dans mes prescriptions.

Lorsqu'une jeune fille ou une jeune femme me demande la pilule, je ne peux m'empêcher de penser à toutes les conséquences physiques et psychiques qu'une telle prescription entraîne.

Est-ce d'abord au médecin de s'occuper de la régulation des naissances ? Je me fais une haute idée de la médecine, et je pense que le rôle du praticien consiste à soigner les malades, et si possible à les guérir. Quand une jeune fille en pleine santé demande une contraception orale, il ne s'agit plus de soigner une malade, mais de dérégler une bien portante. Cela me gêne profondément.

Le médecin ne doit en aucun cas devenir un prestataire de services à la botte d'une politique définie par le législateur. Les médecins n'ont pas attendu les systèmes politiques pour exister, et les hôpitaux ont vu le jour avant les ministères de la Santé. Que le médecin fasse un bilan clinique et biologique d'une femme désirant la pilule, comme moyen contraceptif, entendu. Qu'il la prescrive, et je ne suis plus d'accord du tout. Il outrepasse son rôle.

4. ET LE TRAITEMENT HORMONAL APRÈS UN CANCER DU SEIN ?

Les femmes opérées d'un cancer du sein posent souvent une question à leur médecin :

« Dois-je prendre des hormones pour lutter contre la décalcification après la ménopause ? »

La réponse est sans ambiguïté : « Non. »

On sait depuis Lacassagne (1932) que les hormones sexuelles stimulent le développement du cancer du sein. Il serait donc inutile et dangereux de traiter une femme déjà soignée pour un cancer du sein – même si ce dernier est lointain – par des œstrogènes. Cette attitude est aujourd'hui discutée par certains cancérologues [1].

1. Les lectrices intéressées par ce sujet trouveront de plus amples renseignements dans les articles conseillés en fin d'ouvrage.

4

PERSPECTIVES

Je discutais récemment avec une interne des hôpitaux : « Il n'y a rien de nouveau en gynécologie », me dit-elle, l'air déçu. Eh bien ! du nouveau, en voici.

La théorie que j'ai exposée est hautement probable. Cependant, pour l'affirmer pleinement, il faudra encore beaucoup de travail. Le monde scientifique, et il a raison, a besoin de statistiques à grande échelle, et il est nécessaire maintenant de poursuivre les études que j'ai entreprises et de les transposer sur des populations beaucoup plus importantes, avec le concours de praticiens, d'universitaires, d'épidémiologistes et de biologistes [1].

1. Le CEMS (Collège d'études des maladies du sein) est une association loi 1901 créée par le docteur Raphaël Nogier pour promouvoir la recherche clinique et biologique sur les maladies du sein.

CEMS, 23, rue des Aqueducs, 69005 Lyon.

Ma théorie sur le cancer du sein met en avant la participation de l'alimentation dans la carcinogenèse. Ce facteur n'est plus contesté. Tous les scientifiques le reconnaissent. Elle insiste surtout sur le rôle du lait dans la genèse de certaines maladies, et principalement dans l'apparition du cancer du sein. Cette démarche novatrice pourra sans doute orienter les recherches en cancérologie, pour la prévention comme pour la médication.

1. LES RECHERCHES EN CANCÉROLOGIE

1) REVENIR À DES NOTIONS SYNTHÉTIQUES

Jusqu'à présent, la cancérologie a été une discipline éclatée. Les chercheurs travaillent sur des sujets très pointus : les biologistes étudient les cellules cancéreuses et les dissèquent grâce à des microscopes de plus en plus puissants ; les biochimistes analysent, dans les moindres détails, les structures moléculaires et les réactions biochimiques à l'intérieur des cellules cancéreuses ; les chirurgiens affinent leur technique dans la chirurgie carcinologique ; les cancérologues, quant à eux, tâchent de mettre au point des traitements par chimiothérapie ; enfin les épidémiologistes collectent des informations dans le monde entier. Chacun travaille dans son coin et publie pour un lectorat médical toujours plus spécialisé.

J'ai assisté il y a quelques semaines à la journée consacrée au cancer du sein dans le cadre d'Eurocancer. Le congrès, qui se tenait au palais des Congrès de Paris, rassemblait des chercheurs éminents. J'ai écouté toutes les conférences avec stupeur. Aucune n'a abordé le cancer du sein dans sa totalité. La plupart étaient consacrées à des domaines si spécialisés que la salle n'en finissait plus de se vider. Sur les cent cinquante médecins présents en début de matinée, il n'en restait que quinze à la fin de la session. Non loin de moi se tenait un cancérologue qui de temps en temps m'explicitait certains termes abscons. Lui aussi m'exprimait son désarroi car beaucoup de notions lui étaient inconnues.

De retour à Lyon, je réfléchis à ce congrès. Mes sentiments étaient partagés. Certes, je restais admiratif devant tant de science, mais j'avais l'impression que l'essentiel, la synthèse, n'était pas dite. Comparons la recherche sur le cancer à l'analyse d'un texte. Certains chercheurs vont étudier telle ou telle lettre du texte, d'autres un petit paragraphe. Cependant personne ne le lira de bout en bout. Et pourtant un texte n'a de valeur et de sens que s'il est apprécié et lu dans son intégralité.

Il est temps, à mon avis, de rectifier le tir. Il faut d'abord partir d'une synthèse pour arriver à l'analyse et non le contraire. C'est pour cela que la place des médecins praticiens est prépondérante dans la recherche. Le cancérologue ne voit que des cancéreux, le médecin praticien a, lui, accès à des pathologies très variées et peut, s'il est porté vers la recherche, procéder à des recoupements entre divers symptômes. Il est l'un de ceux qui peuvent le plus facilement lire le texte dans son ensemble.

2) METTRE L'ACCENT SUR LES CAUSES ALIMENTAIRES DANS D'AUTRES CANCERS

Le cancer du sein n'est pas le seul à être influencé par l'alimentation. Il est possible que d'autres cancers soient en relation avec l'hyperconsommation d'aliments donnés. Nous savons que la consommation de viande intervient dans certains cancers, mais il serait nécessaire de détecter dans la viande les éléments les plus toxiques.

2. LA PRÉVENTION

Une étude qui n'ouvre pas sur ses applications pratiques n'a pas grande raison d'être. La relation hautement probable qui existe entre le lait et le cancer implique une double prévention. D'abord une prévention collective. Il est temps de revenir dans nos pays à des consommations raisonnables en produits laitiers et de promouvoir l'allaitement maternel. Pour cela, il est nécessaire de changer les mentalités et d'informer les populations sur le danger des laitages. Arrêtons ces publicités sur les vertus des produits laitiers. Elles sont inintéressantes et n'enrichissent que ceux qui les vendent. Secundo, la prévention peut être individuelle, il s'agit alors de dépister tôt les candidats au cancer du sein.

3. LA THÉRAPEUTIQUE

Le fait de connaître la cause du cancer du sein peut accélérer d'une manière prodigieuse la mise au point d'un traitement anti-cancer. Dès qu'on parle d'immunité retardée aux protéines de lait de vache, on peut imaginer la possibilité clinique d'intervenir sur cette immunité, notamment dans les cas à risque où le cancer ne s'est pas développé. Cette voie de recherche est sans doute celle qui permettrait le traitement des mastodynies et des mastoses.

CONCLUSION

La vie est une maladie sexuellement transmissible.

Au cours de mon expérience médicale, la nature humaine n'a cessé de m'étonner. La bonne santé n'existe pas. Je n'ai jamais rencontré d'individu qui ne souffre pas. La plupart du temps, par orgueil, par pudeur, par peur, par honte, les gens cachent leurs maladies et se façonnent un physique de bien portant.

Cette jeune fille merveilleuse dont le teint est si frais, ce jeune sportif salué pour ses performances, ce cadre jeune et dynamique, cette actrice de cinéma ovationnée au festival de Cannes, cachent dans bien des cas des troubles profonds qu'ils soignent en cachette.

Nous, médecins, voyons l'envers du décor. L'être humain devant son médecin est tout nu. Il ne triche plus. Il jette son masque, même si, un court instant, il veut faire illusion.

L'homme, dès sa naissance, est la proie de la maladie ou de l'accident. Son environnement lui est hostile. Des milliards de microbes sont là qui guettent et attendent pour le dévorer. Grâce à son système immunitaire, à son intelligence, l'homme va vivre ou parfois survivre quelques années (75 ans en moyenne dans nos pays riches).

Quoi qu'il en soit, un jour, il mourra. Tel est son destin. Toute vie physique a une fin. La nature a créé la vie avec ses respirations, ses phases de sommeil et aussi avec la mort, étape indispensable du phénomène vital. Effrayante et triste, la mort a cependant un aspect infiniment rassurant. Sans elle, la vie même n'existerait pas. En outre, n'est-elle pas la rançon que doit payer l'humanité pour connaître l'Amour ? Cette échéance que nous redoutons tous, consciemment ou inconsciemment, est le moteur de notre existence et la source de l'Amour que nous pouvons emmagasiner.

En revanche, si je comprends la vieillesse et la mort en tant que médecin, je ne comprends pas la maladie et la souffrance, surtout quand cette dernière est inutile.

Le rôle du médecin est de panser les plaies et si possible de guérir. Mais il doit aussi réfléchir à l'apparition des maladies en regardant autour de lui. Les études réalisées par des sociologues prouvent de manière indubitable que c'est le mode de vie qui influe le plus sur la santé. Il y a quelques mois, les médias français ont publié de longs articles sur les centenaires. On a même vu de longs reportages sur une femme de 106 ans. Toutes les questions sur sa manière de vivre lui furent posées : « Etes-vous mariée ? » « Avez-vous eu des enfants ? » « Fumiez-vous ? » « Buviez-vous ? » « Aimiez-vous rire ? » « Quel était votre travail ? » Toutes les questions furent évoquées sauf une : « Quel était votre médecin ? »

Sans doute cette brave femme en avait-elle tué plusieurs générations !

Cela prouve que dans l'inconscient des journalistes et donc de la population, la médecine n'intervient que très peu sur la santé. Ce qui est vrai. C'est le mode de vie qui est déterminant. L'habitat, les horaires de travail, la manière de s'habiller, de se déplacer, de se marier, de se nourrir, influencent totalement la santé des populations. Et le mode de vie dépend de la culture, de l'ensemble des acquisitions d'un individu ou d'une société.

Si tant est que la vie est transmissible, la culture l'est tout autant. Nous sommes nés tous nus, sans chapeau, sans canne et sans chaussures. Il n'y avait pas de mode d'emploi à côté de notre placenta et nos parents nous ont élevés avec leur langage et leur culture, et ont fabriqué eux-mêmes ce mode d'emploi. Cette culture que chaque peuple, chaque famille possède de manière différente, peut s'avérer un trésor de bonne santé ou au contraire le véhicule d'une santé précaire et pitoyable.

Il est donc nécessaire et indispensable de transmettre à nos enfants et à leurs enfants une culture riche de promesses, qui doit éviter de porter en elle le germe de la maladie ou des maladies. J'ose espérer que ce livre y contribuera.

Un livre, même médical, est une confidence, un murmure, un partage. Lorsqu'un auteur rédige un ouvrage, il est omniprésent, caché au détour d'un point, d'une virgule, d'un mot, d'une phrase. Chaque auteur a ses propres motivations. Pour ma part, j'ai un rêve.

Les voyages m'ont beaucoup enrichi et m'ont fait découvrir mon métier avec un œil différent. L'art médical est abscons et nécessite afin d'être bien compris et pratiqué, une maturité qui s'acquiert chaque jour au contact des patients. Cet art, car c'en est un, ne se développe correctement que sur un terrain propice.

Lors de mes voyages, j'ai constaté que certains pays avaient une culture médicale très développée, alors que dans d'autres elle s'avérait très fruste, et cela indépendamment du niveau de vie.

Je ne veux pas établir ici un palmarès et distribuer les bons et mauvais points. La médecine française est, à mon avis, l'une des meilleures au monde. C'est elle qui a jeté les bases de la physiologie, de la pathologie. Cette médecine, héritée de nos maîtres du XIXe siècle et du début de XXe siècle, a reposé sur une culture à la fois scientifique et humaniste.

La médecine ne peut être comprise qu'à la croisée des chemins entre la science et l'art, l'éthique et l'esthétique, et surtout le savoir et le savoir-faire, source des découvertes les plus enrichissantes.

Malheureusement, depuis environ 30 ou 40 ans, les pouvoirs publics de tous les pays occidentaux se sont annexé la pensée médicale. La santé n'a plus été une question de malades, mais une affaire d'Etat. Pourtant, depuis la nuit des temps, s'était instauré entre ceux qui souffraient et ceux qui savaient ou croyaient savoir un colloque singulier appelé la consultation. Basé sur le respect, la tolérance, le secret, l'estime réciproque et l'Amour, il a dirigé jusqu'au début du XXe siècle les rapports entre médecins et malades.

Aujourd'hui, les États ont voulu former non plus des médecins, mais des techniciens. Les étudiants en médecine n'ont plus été recrutés sur leur capacité de réflexion mais sur leurs réflexes. On a puisé dans le contingent des scientifiques purs et durs, en pensant sans doute que la maladie pourrait être mise en équation. Partout, la recherche s'est polarisée sur les statistiques, l'analyse. On a donné des lettres de noblesse à la mathématique dans le monde médical, en occultant l'histoire de la médecine, la littérature, matières fondamentales pouvant servir de base à l'apprentissage de la méthode et de la réflexion.

Il s'ensuit aujourd'hui une pénurie de penseurs médicaux, et une pauvreté dans le domaine de l'innovation médicale. Pendant 30 ans, tous les chercheurs français ont été fascinés par la médecine nord-américaine, pourtant bien plus pauvre que la nôtre, et l'ont considérée comme le *must*, le fin du fin. Les nouvelles technologies ont été un « miroir aux alouettes » dont le reflet a perturbé durablement notre médecine européenne.

Mon rêve serait de voir naître, à côté de nos universités, des centres de réflexion sur la pensée médicale, rassemblant des médecins de cultures et d'horizons différents. La vérité médicale ne réside pas forcément dans les facultés, et il est aujourd'hui nécessaire de voir s'exprimer des penseurs que nos universités n'ont pas su mettre en valeur.

La médecine a besoin de retrouver ses vraies racines, de se replonger dans son histoire et de la parfaire. Les médecins doivent rester des hommes libres dans la pensée, et contre vents et marées lutter pour leur indépendance. La société ne reconnaît pas à sa juste valeur le travail énorme qu'ils accomplissent.

Ils forment malgré tout l'un des derniers corps structuré et rassurant dans un monde qui ne repose plus sur grand-chose. Un centre international de médecine installé en France, pourquoi pas, après tout ?

Entre le début et la fin de ce livre se sont écoulés quelques mois. J'ai pu écrire lors de mes voyages, en avion, en train, dans les hôtels. Je conclus aujourd'hui chez moi à Lyon, par une matinée d'hiver.

Lyon est une ville magnifique située entre deux fleuves, le Rhône et la Saône. C'est ici que j'ai fait mes études primaires et secondaires. Pour me rendre à l'école, je passais tous les matins au coin de la rue du Plat et de la rue Alphonse-Fochier, là où est né Antoine de Saint-Exupéry.

Petit garçon, avec mon cartable sur le dos, je contemplais souvent l'immeuble où il habitait. Derrière les fenêtres du premier étage, je voyais parfois la silhouette de sa mère. Elle écartait les rideaux et regardait dehors en pensant sans doute à son fils, dont la qualité de cœur était exceptionnelle. L'histoire du Petit Prince à la recherche d'une rose, et d'une planète... « Dis, dessine-moi un mouton... »

C'est à ce Petit Prince que je pense aujourd'hui.

A lui et à Christine.

ANNEXES

ANNEXE 1 – LA PALPATION DES SEINS

Chaque femme devrait, à partir de 25 ans, être suivie régulièrement par un gynécologue. L'examen clinique des seins et des aisselles à la recherche de ganglions est, à mon avis, l'un des meilleurs pour le dépistage du cancer. Il devrait être systématique chez toutes les malades au cabinet du médecin.

En premier lieu, il est nécessaire de voir la femme debout torse nu (schéma 6). L'observation visuelle est importante. Le galbe du sein doit être normal et les mamelons symétriques. Deux signes doivent attirer l'œil :

– la rétraction d'un des mamelons qui peut être le signe d'un cancer surtout si la rétraction est récente ;

– la formation d'une « peau d'orange » sur l'un des deux seins. Souvent cet aspect de peau d'orange fait suspecter une masse qui tire la peau.

La femme étant toujours debout s'incline légèrement en avant. Le médecin va pouvoir palper les seins, la main bien à plat. Cette palpation doit être minutieuse, précise, lente (schéma 7) et chaque aire du sein palpée.

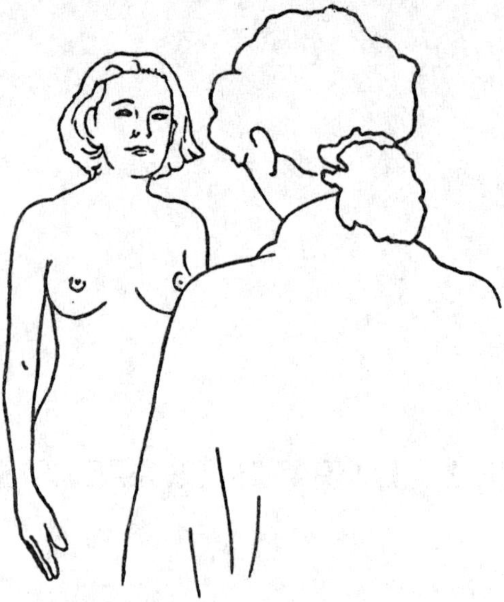

Schéma 6 : Le médecin doit examiner la patiente torse nu, debout, face à lui.

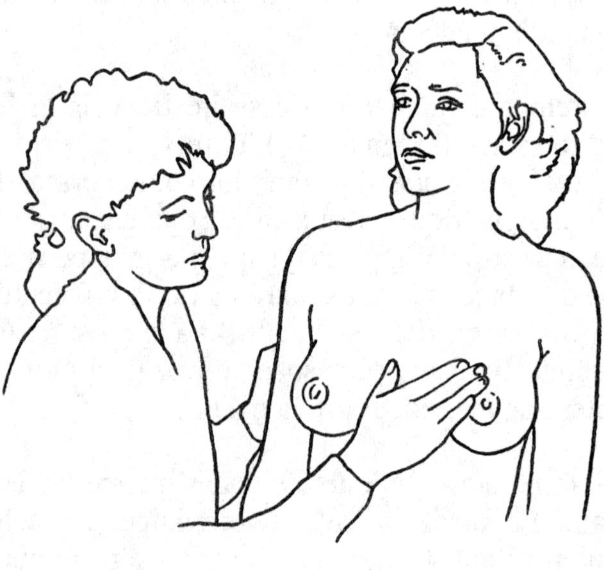

Schéma 7 : Palpation des seins, la patiente debout.

Après quoi la femme se met en regard du médecin et pose un bras sur son épaule. Ce dernier palpe alors les régions de l'aisselle à la recherche de ganglions éventuels (schéma 8). Les ganglions d'origine cancéreuse sont petits et roulent sous le doigt.

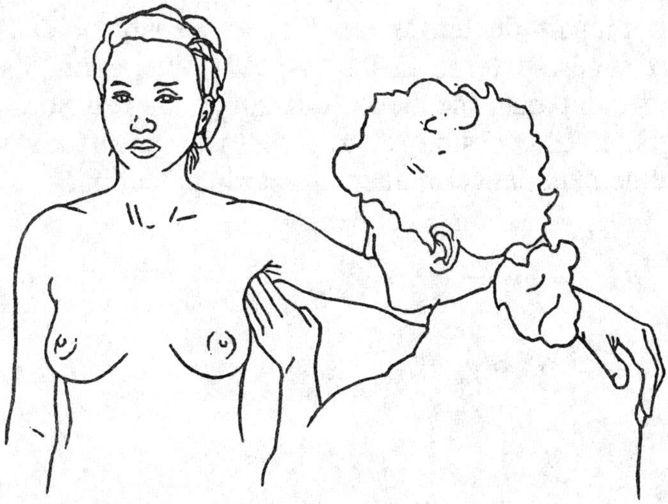

Schéma 8 : Palpation des aisselles.

La femme, en regard du médecin, va mettre un bras sur l'épaule de celui-ci. Le médecin palpe les régions de l'aisselle à la recherche de ganglions éventuels.

Puis la femme va s'allonger sur la table d'examen afin que le médecin reprenne sa palpation, la main toujours bien à plat (schéma 9). Il regardera les mamelons et les pressera pour vérifier qu'il n'y a pas d'écoulement sanglant. Les écoulements sanglants du sein ne sont pas rares et fort heureusement ne sont pas un signe fréquent de cancer.

La plupart du temps les cancers se situent dans le quart supéro-externe des seins. A la palpation, ils se manifestent par une boule qui roule un peu sous les doigts. Il est possible de repérer des cancers du sein extrêmement petits uniquement par la palpation.

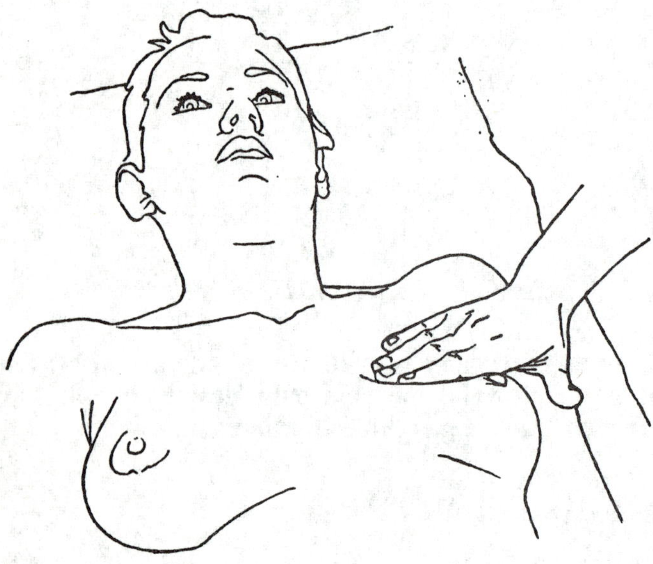

Schéma 9 : Palpation effectuée par le médecin, la femme en position allongée.

L'examen chez le médecin est indispensable mais une femme devrait régulièrement s'examiner les seins : c'est l'auto-palpation. Dans ce cas, elle doit être couchée, et toucher le sein, la main bien à plat, sans le presser (schéma 10).

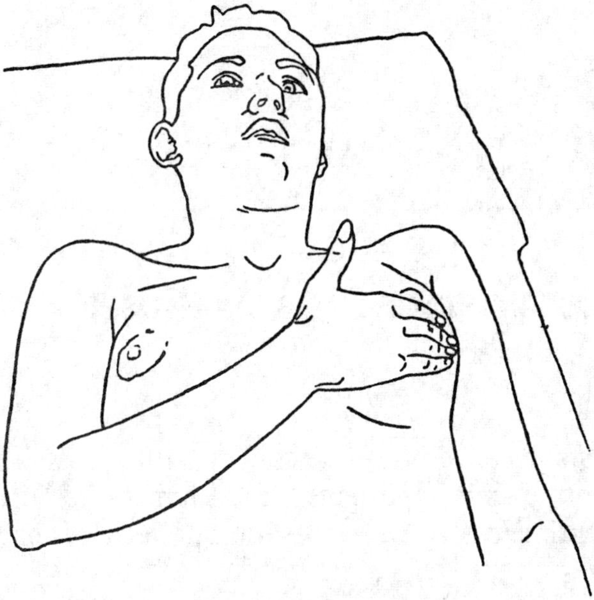

Schéma 10 : L'auto-palpation de la patiente.

ANNEXE 2

1) LE DEPISTAGE ET LE DIAGNOSTIC DU CANCER

Plus le cancer du sein est dépisté tôt, plus les chances de survie sont importantes. Si la tumeur ne dépasse pas 2 centimètres, les chances de survie à 5 ans sont de 90 %.

En France, le taux de cancers dépistés par les examens systématiques varie entre 2,4 et 5,5 pour 1 000 (*Quotidien du Médecin*, 24 septembre 1993).

Il existe trois manières de dépister un cancer :

1) La palpation

Le médecin ou la femme peuvent régulièrement palper les seins.

La palpation des seins devrait être effectuée deux fois par an chez toutes les femmes de 25 ans ou plus.

2) *La mammographie*

Il s'agit d'un procédé qui permet de « radiographier le sein ».

Cette technique s'est beaucoup affinée ces dernières années. Un cancer du sein apparaît à la radio comme une tache plus dense avec des ramifications en forme de crabe (*karkinos* en grec). Parfois des calcifications microscopiques peuvent être observées. Une mammographie peut être pratiquée tous les ans chez des femmes dont les seins sont douteux.

3) *L'échotomographie du sein*

Cette technique efficace permet de dépister certains cancers à leur début. La technique, qui repose sur le principe des échos à ultra-sons, est longue et coûteuse, donc peu utilisable sur de grandes populations.

Elle est parfois utilisée lorsque les images radiologiques de la mammographie sont douteuses et difficilement interprétables.

4) Les médecins dans de nombreux cas ne peuvent, au vu des radiographies, affirmer qu'il existe un cancer ou non, en présence d'une masse suspecte dans le sein. Il est alors nécessaire d'opérer pour savoir. Il ne faut pas croire que, malgré tous les progrès techniques des scanners et des radiographies, le diagnostic de cancer du sein soit simple à énoncer.

2. LE TRAITEMENT

Une fois que le médecin a posé le diagnostic douloureux de cancer du sein, il établit un bilan complet pour savoir si le cancer n'a pas envahi des ganglions ou s'il n'existe pas de métastases.

Pour ce faire, sont utilisés :

– le scanner,
– la résonance magnétique nucléaire,
– la scintigraphie,
– l'échographie.

C'est une fois le bilan complet effectué que les cancérologues vont choisir une stratégie thérapeutique particulière.

Ils disposent de :

• *La chirurgie :* de plus en plus, la chirurgie carcinologique tâche d'être conservatrice. On voit heureusement de moins en moins ces mastectomies totales, où le sein était totalement enlevé. Le chirurgien extrait la tumeur elle-même (nodulectomie) et les ganglions satellites atteints.

• *La chimiothérapie :* elle emploie des médicaments qui empêchent les cellules cancéreuses de se reproduire. Les substances utilisées sont de plus en plus nombreuses et efficaces. Il n'empêche qu'une chimiothérapie fatigue beaucoup la malade. Les séances s'effectuent environ une fois par semaine, et se répètent 10 à 12 fois.

• *La radiothérapie :* là aussi, les progrès ont été fantastiques, ces dernières années, grâce à l'élaboration d'appareils plus précis.

Il s'agit d'irradier la tumeur avec des rayons ionisants. Elle va donc être détruite, brûlée. Les inconvénients sont surtout ceux des radiations ionisantes. En effet, la tumeur du sein va être irradiée, mais d'autres organes également :

– le poumon qui est derrière. Il est très fréquent après ces radiothérapies d'observer chez les malades des gênes respiratoires provoquées par des fibroses pulmonaires ;

– la peau peut être brûlée ce qui provoque parfois des douleurs insupportables ;

– le cœur : lorsqu'il s'agit d'une lésion du sein gauche, les irradiations peuvent donner des troubles cardiaques, péricardite notamment.

• *L'hormonothérapie :* Son principe de base repose sur le fait que les cellules cancéreuses peuvent être stimulées dans leur croissance par des œstrogènes. Il s'agit donc de priver la malade d'une sécrétion d'œstrogènes. Pour ce faire, on a deux solutions :

– enlever les ovaires de la malade par voie chirurgicale ou par irradiation. Les ovaires en effet fabriquent des œstrogènes entre la puberté et la ménopause ;

– utiliser des médicaments anti-œstrogènes.

3. LE PRONOSTIC

Un cancer du sein quel qu'il soit peut être redoutable. Plus la tumeur est traitée petite, meilleur est le pronostic. Il n'empêche que malgré tous les traitements, la médecine ne guérit environ qu'une femme sur deux à 5 ans. Et cela ne s'améliore pas. Le cancer du sein chez la femme reste un drame épouvantable.

ANNEXE 3 – RÉGIME ALIMENTAIRE

FEUILLE REMISE AUX MALADES CHEZ QUI L'ON SUSPECTE UNE INTOLÉRANCE ALIMENTAIRE

Ce régime consiste à mettre en évidence les produits alimentaires auxquels vous pouvez être intolérant. Les produits incriminés sont les suivants :

- thé,
- café,
- oranges et agrumes,
- œufs,
- petits pois,
- porc,
- bœuf,
- blé (pain, pâtes),
- maïs,
- huiles,
- lait et dérivés (beurre, yaourt, crème, fromage),
- vin,
- sucre,

– champignons,
– chocolat,
– riz.

Pendant 5 jours, vous ne mangerez aucun de ces aliments et vous suivrez un régime de base avec :
– agneau ou poulet cuits à l'eau,
– fruits, sauf agrumes,
– légumes sauf petits pois.

A partir du 6e jour, vous ajoutez au régime de base un aliment à tester et vous appréciez sa toxicité.

Si dans le quart d'heure, la demi-heure ou l'heure qui suit, vous souffrez de :
– fatigue générale,
– impression de jambes coupées,
– somnolence importante,
– rougeurs au visage ou sur le thorax,
– tachycardie,
cela signifie que vous êtes intolérant à cet aliment.

Vous pouvez consommer les aliments non toxiques et les rajouter au régime de base.

Tout élément toxique doit être soustrait à votre alimentation pendant au moins 3 mois, et être de nouveau testé pour savoir si la toxicité se manifeste toujours.

Il est important de ne tester qu'un aliment par jour.

BIBLIOGRAPHIE

1. SUR LES CANCERS

BENSON J.R., BAUM M., « Breast cancer, desmoid tumours, and familial adenomatous polyposis – a anitying hypothisis », *The Lancet*, vol. 342, oct. 2, 1993.

BORYS J.-Michel, « Régimes végétariens : moins de cancers », *Quotidien du Médecin*, 4 oct. 1993, p. 17.

DARGENT Daniel, « Que reste-t-il des contre-indications du traitement hormonal de la ménopause après un cancer du sein ? » *La Revue du Praticien*, tome 7, n° 232, 1er nov. 93.

Catherine HILL, Ellen BENHAMOU, Françoise DOYON, Robert FLAMANT, *Evolution de la mortalité par cancer en France entre 1950 et 1985*, Editions INSERM.

KNUT LIESTOL, « Breast feeding practice in Norway 1860-1984 », J. Biosoc. SCI (198) 20, 45-48.

KOROLTCHOUK et coll., « The control of breast cancer », *Cancer*, vol. 65, n° 12, june 15-1990.

D. M. PARKIN, P. PISANI FERLAY, « Estimates of the worlwide incidence of eighteen major cancers in 1985 », Publication of the International Union Against Cancer.

REZUANI, DOYON, FLAMANT, *Atlas de la mortalité par cancer en France 1971-1978*, Ed. INSERM.

SASCO Annie, « Epidémiologie comparée des cancers. Un concept nouveau, un potentiel d'avenir », SCI Vet. Med. comp., 1991, 93, n° 1/2, 3-13.

SASCO Annie, « L'incidence du cancer du sein dans le Rhône en 1985 », Rapport au Conseil général du Rhône.

SASCO Annie, « A systematic survey of breast cancer incidence in the department of Rhône. France », Eur. 3. *Cancer*, vol. 27, n° 12, pp 1669-1701, 1991.

SASCO Annie, TOMATIS Lorenzo, « Prévention du cancer », C.I.R.C. Europe sociale.

SASCO, TAMOXIFEN, « A carcinogen as a preventive agent », *Cancer Journal*, vol. 4, n° 3, may-june 1991.

VIGY Monique, « Cancer du sein : second rôle pour l'hérédité », *Le Figaro*.

2. SUR LE LAIT

DILLON J.-C., « Le lait dans la région méditerranéenne », *Options méditerranéennes*, CIHEAM, n° 6, 1989, 163-168.

GRANT Ellen, *Amère Pilule*, Editions O.E.I.L., Paris, 1988.

HIGGS Jayne, Butter council, *Memorandum*, 25/02/93.

JOYEUX Henri, SAINT-AUBERT B., *Changez l'alimentation*, Editions O.E.I.L., Paris, 1989.

MARCES, « Promotions et débouchés », *Echos Lait*, n° 21, 22/05/92.

NEWELL G.J., SKURRAY GR., « Consumption of dairy products in Australia : 1975-1985 », *Australian Journal of Dairy Technology*, march-june 1987.

VASQUEZ de PRADA M.A., « Le consommateur et les produits laitiers », *Options méditerranéennes*, n° 6, 1989, 169-175.

Agreste, « Lait et produits laitiers en 1991 », ministère de l'Agriculture et de la Forêt.

Butter Council, *Memorandum.*

I.N.S.E.E., « La consommation des ménages en 1992 ».

Number Crunching, « A statistical look at dairy industry trends », *Dairy Foods*, march 1992, vol. 93, n° 3.

Office national interprofessionnel du lait et des produits laitiers, Conseil de direction, séance du 6 avril 1989.

The Australian Cheese Report, *Dairy Moves*, n° 2, 1989-02.

« Consommation des produits laitiers de 1983 à 1986 », F.A.O.

« Consommation alimentaire », Graphi Agri, 1993.

Régime alimentaire, nutrition et prévention des maladies chroniques, rapport d'un groupe d'étude de l'O.M.S., O.M.S., Genève, 1990.

« An overview of the US dairy industry », présenté par John W. Sliter to CIDIL (France) le 22 mai 1989.

« La Chine laitière », *Revue laitière française*, n° 466, sept. 87.

Annuaire statistique de la Suisse, 1993.

Consommations de produits laitiers à l'étranger

Argentine
1970-1992. Agricultural Office of Argentina.
Ambassade de France en Argentine.

Autriche
Ministère de l'Agriculture.

Belgique
Ministère de l'Agriculture.

Danemark
Ministère de l'Agriculture.

Espagne
Ministère de l'Agriculture espagnol.

Hongrie
Ambassade de Hongrie en France.

Hong-kong
Ambassade de France à Hong-kong.

Inde
Ambassade de France en Inde.

Italie
Ministère italien de l'Agriculture.

Luxembourg
Ministère de l'Agriculture.

Norvège
Ministère de l'Agriculture.

Pays-Bas
Ministère de l'Agriculture.

Pologne
Bulletin des statistiques, Varsovie, 1993.

Portugal
Ministère de l'Agriculture.

Suède
Ministère de l'Agriculture.

3. SUR L'ALLAITEMENT

« La situation des enfants dans le monde », UNICEF, 1986.

« La situation des enfants dans le monde », UNICEF, 1993.

« Prevalence and duration of breast feeding », W.H.O. – O.M.S.

« Allaitement maternel et alimentation de l'enfant de 0 à 1 an », Editions Agence d'ARC inc.

SAOULI Laadja, « Allaitement maternel », Enquête épidémiologique dans le secteur sanitaire de Rouiba (Algérie), Centre international de l'enfance, 1992.

VERMEIL Guy, DARTOIS Anne-Marie, DU FRAYSSEIX Marielle, *L'Alimentation de l'enfant de la naissance à 3 mois*, Doin Editeurs, 1989.

VERRONEN P., « Breast feeding : reasons for giving up and transient lactational crises », *Acta Pediatr. Scand.*, 71 : 447-450, 1982.

REMERCIEMENTS

Madame Valérie Bachellier (Lyon)
Docteur Alain Coutté (Danemark)
Docteur Siddik Maudarboccus (Ile Maurice)
Monsieur Paul de Suzini (Norvège)
Docteur Elyzabeth Jarsaillon (Lyon)
Professeur Lefloch (Tours)
Docteur Bruno Gignoux (Lyon)
Docteur Khalid Sandhu (Nouvelle-Zélande)
Professeur Tanaka (Japon)
Docteur Eduardo Torti (Argentine)
Docteur de Souza (Suisse)
Docteur Rudolf Helling (Allemagne)
Docteur Fabienne Buatois (Lyon)
Docteur Saouli Laadja (Alger)
Madame Armelle Guerinot (Lyon)
Docteur Jean Goris (Allemagne)
Docteur Régine Françon (Saint-Etienne)
Professeur Rousset (Saint-Etienne)

Les services de l'O.M.S.
Les services de la F.A.O.

A Paris, les ambassades :

d'Afrique du Sud,
d'Allemagne,
d'Autriche,
d'Argentine,
de Belgique,
de Chine,
du Danemark,
d'Espagne,
de Finlande,
de Hongrie,
d'Italie,
d'Irlande,
du Luxembourg,
de Norvège,
de Nouvelle-Zélande,
des Pays-Bas,
de Pologne,
de Suède,
des États-Unis.

Les ambassades de France :

en Inde,
à Hong-kong,
aux Pays-Bas,
en Suède.

Le consulat de Grèce à Paris,
L'ambassade d'Israël à Bruxelles,
Le Poste d'expansion économique :

au Canada,
à Londres,
en Nouvelle-Zélande,
aux Pays-Bas,
en Suède.

Le Department of agriculture à Hawaï.
Le ministère de l'Agriculture au Portugal.

Les organismes suivants :

Le Karolines Services center (Norvège)
Le Svenska Mejeriemas Riksforening (Suède)
Le Verband der Deutschen Milchwirtschaft (RFA)

L'Instituto de protecçao da produçao agro-alimentar (Lisbonne – Portugal)
Le Kerrygold (Bruxelles – Belgique)
Le Centre international de recherche contre le cancer (O.M.S. Lyon).

Cet ouvrage a été réalisé par la
SOCIÉTÉ NOUVELLE FIRMIN-DIDOT
Mesnil-sur-l'Estrée
pour le compte des Éditions du Rocher
en janvier 2000